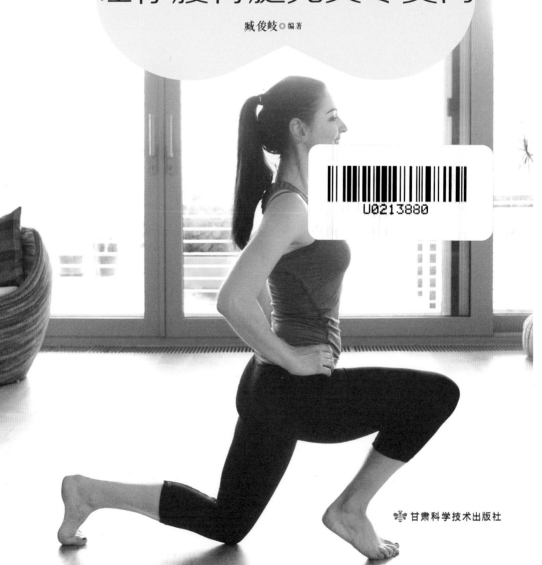

每天10分钟
燃脂瘦身
让你腰臀腿完美零赘肉

臧俊岐◎编著

甘肃科学技术出版社

图书在版编目（CIP）数据

每天10分钟燃脂瘦身，让你腰臀腿完美零赘肉/臧俊岐编著.--兰州：甘肃科学技术出版社，2017.10
ISBN 978-7-5424-2425-9

Ⅰ.①每… Ⅱ.①臧… Ⅲ.①减肥－健身运动 Ⅳ.①R161

中国版本图书馆CIP数据核字(2017)第231822号

每天10分钟燃脂瘦身，让你腰臀腿完美零赘肉

MEITIAN 10 FENZHONG RANZHI SHOUSHEN, RANG NI YAOTUNTUI WANMEI LINGZHUIROU

臧俊岐 编著

出 版 人 王永生
责任编辑 毕 伟
封面设计 深圳市金版文化发展股份有限公司

出 版 甘肃科学技术出版社
社 址 兰州市读者大道568号 730030
网 址 www.gskejipress.com
电 话 0931-8773238（编辑部） 0931-8773237（发行部）
京东官方旗舰店 http://mall.jd.com/index-655807.html

发 行 甘肃科学技术出版社   印 刷 深圳市雅佳图印刷有限公司
开 本 720mm×1016mm 1/16   印 张 10.5 字 数 200千字
版 次 2018年1月第1版   印 次 2018年1月第1次印刷
印 数 1～6000
书 号 ISBN 978-7-5424-2425-9
定 价 32.80元

Preface 序言

　　当你开始对自己的体型感到不满意，开始要瘦身，很努力但效果却不理想。或许是没掌握最重要的减肥常识，或许是还不够了解自己的身体。其实找到对的方式和生活习惯，不仅会拥有好的身材，而且好的皮肤、好的气色都会跟随着你。减肥就是一种生活方式。

　　当你开始挣扎"吃还是不吃"的问题时，你可能是正在经历瘦身过程中的最大痛苦，因为在美食的诱惑面前，一切豪言壮语和雄心壮志都显得不堪一击。或许你开始沮丧，想要放弃，但节食成功并不代表一切，而且通过短期节食，离开你的脂肪，可能就像出去旅游度假一样，总是要回来的。我们要吃，而且要懂得吃，要吃得健康加快代谢，要吃得养生又能清肠胃。

　　当你觉得自己的某些部位应该减减肥的时候，可能会首先想到运动，但转而又会觉得"没有时间或不想运动"，最后还是妥协于肥胖……我们要动起来，要见缝插针地运动，随时随地地运动，爱上简单又减脂的运动。我们也要略懂医学，避免走入减肥的误区，要瘦得健康、有精神。

　　当你已经不堪思想和身体上的重负，下定决心想要一次优雅的转身，相信这本书可以帮助到你。掌握对的方法，优雅地享受生活，轻轻松松地瘦身，何乐而不为呢？为了便于理解和实际操作，本书内容做了如下安排：第一章，了解清楚自己的体质，对症选择适合自己的方法来减肥；第二章，为你定制一套简单有效的瘦腰瑜伽动作，让你简单上手并爱上它；第三章，美丽的曲线由翘臀和美腿勾勒出来，这章教给你翘臀和美腿的方法；第四章，瘦身是女人终身的事业，掌握科学的方法才是瘦身的保障，每个人可以根据自己的体质，自己的状况来对症瘦身；第五章，这章让你学会健康的饮食原则，巩固美丽效果；第六章，这一章让你明了瘦身的意义不仅在于外表美丽的改变，更是对自我健康管理的严格要求，对幸福生活的孜孜追求。

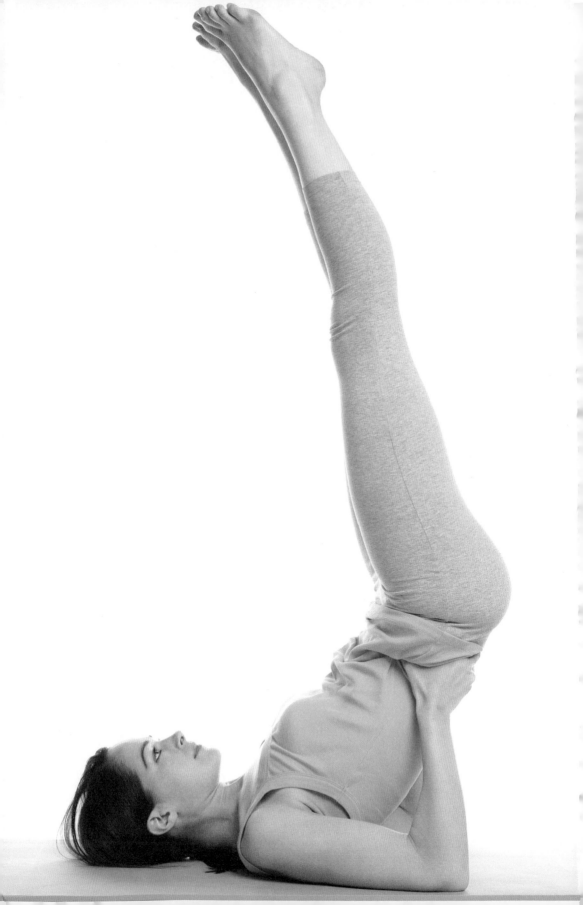

CONTENTS 目录

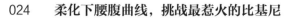

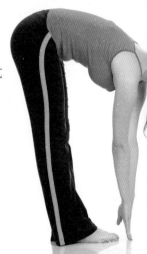

第三章　**稳住重心，重塑翘臀 & 美腿**

第四章

医学减肥科学瘦，帮助高效不反弹

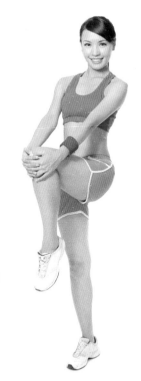

第五章

塑造完美体形，从健康"饮食"开始

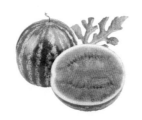

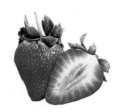

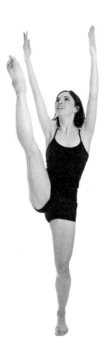

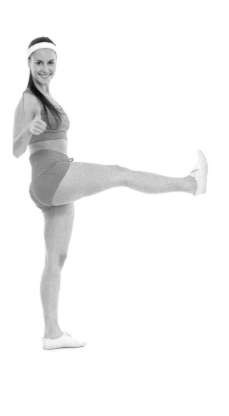

第一章

多种燃脂方法，
总有一种适合你！

　　有人说，瘦身是女性的终身事业，但绝对不是那种需要拼死拼活的事业。将瘦身作为一种生活方式来实行，当你习惯以后，完全不用再花心思和力气去坚持，因为减肥已经融入你的生活习惯之中。世界上有很多瘦身方法，每个人可以根据自己的体质、自己的状况来对症减肥，这样才会有效果，只要选对适合你的瘦身方法，你也可以拥有魔鬼身材！

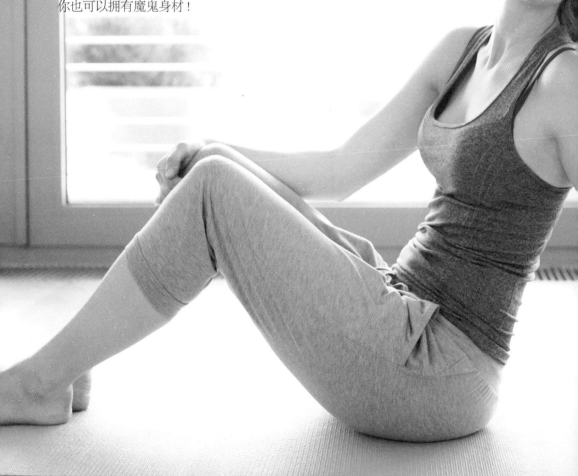

减肥塑形是一场理性的持久战

学中医的朋友都知道，很多偏方、妙方、奇方，都源于民间，甚至中医本身，也是几千年民间医学的产物。有些减肥的小方法虽然不是走"少吃多动"这条大路，但并不代表它们没有好的效果。好的医生，应该区分清楚其中的原理。有时候原理上说得通，还要看方法对身体有没有危害性，就算没有危害性，由于个人体质不同，操作手法不同，未必对每个人都有效。

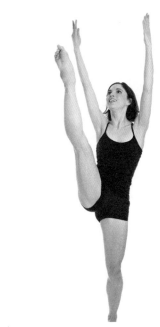

正因为如此，我坚持"少吃多动"的基本原则，就是因为它是一种放之四海而皆准的科学、安全、有效的减肥方法。

正确的减肥方法，肯定不是极端的方法。减肥瘦身不是练"葵花宝典"，不能以残害自己的身体为代价。减肥本质上是一种健康的生活方式，这也决定了它绝对不能走上极端。大部分店家鼓吹极端的减肥方法，要不就是追求利益，减完之后很容易会反弹；要不就完全是哗众取宠，博取人们的眼球。这些都是不可取的。

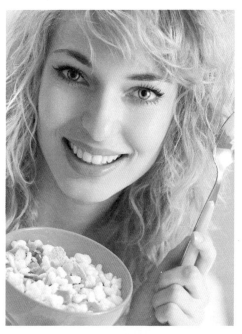

正确的减肥方法，绝对不是猎奇式的方法。在养生方面，我向来反对一些猎奇的做法，比如建议你吃什么含碱、酸之类的食物，其实并没有什么效果。反而一些最常规、最温和的方法，才是最好的方法。正确的减肥方法，应该主要集中在吃和动两个方面。

正确的减肥方法，是有时间性的。减肥是一场持久战，科学、有效的减肥，应该作为一种生活方式长期坚持下来。

| 饮食减脂法：吃喝就能瘦的小秘诀

　　对于减肥人士来说，吃东西前先算一算热量，已经成为减肥人士必做的功课之一。其实并非所有的食物都需要小心翼翼地对待，只要吃对东西，就能轻松瘦下来。

【例1】蔬菜汤减肥法

做法：锅中放入蔬菜，加入适量水，待水煮开后用小火煮10分钟，再加适量油、盐调味，即可喝汤吃菜。这个方法适合天天做。

医生说明：蔬菜汤减肥法妙处在于，蔬菜中的植物性纤维可以帮助肠道蠕动，治疗便秘，协助身体排出多余的水分和废物。长期坚持，是有助于减肥的。由于大部分蔬菜的植物纤维都很充足，所以不必拘泥于蔬菜的种类，任意一种蔬菜，都是可以选用的。

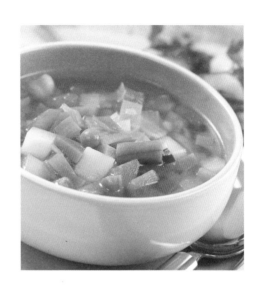

【例2】饭后茶减肥法

做法：饭后喝50毫升的茶水，茶的种类不限。

医生说明：饭后茶是广东潮州地区的特色饮食，老一辈的潮州人，就算再怎么大吃大喝，也不容易胖，就是因为他们在饭后会饮用适量茶水，而茶水中的鞣质有减少热量吸收的作用。

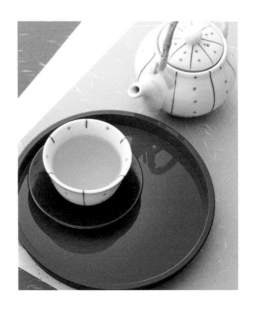

| 食欲节制法：帮你改掉暴饮暴食的坏习惯

几乎所有人都抵挡不了美食的诱惑，更不用说正在努力节食的减肥人士了。为了减轻节食的苦恼，本节特地挑选了一些节制食欲的方法，希望通过这些方法可以帮助大家克制住蓬勃的食欲，减轻节食的痛苦。

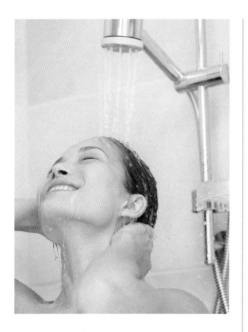

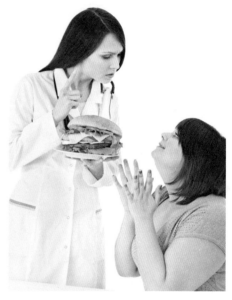

【例1】运动后节食法

做法： 每次做完有氧运动后，立刻洗个热水澡，肚子就不容易饿了。

医生说明： 一般来说，运动后的体温变化是减肥失败的"罪魁祸首"。如果在剧烈运动后保持体温的热度，你就不会有太强烈的食欲。但是，如果运动后感觉身体冷，比如游泳后，你可能会异常渴望吃东西。因此，迅速恢复体温，能有效抑制运动后想吃东西的欲望。

【例2】禁止夜宵节食法

做法： 睡前3小时内不要再吃任何东西，养成习惯。

医生说明： 在正常三餐之外，再吃夜宵，会增加热量的摄入水平，从而积累更多的脂肪。如果用夜宵来代替晚餐，更加不妥，因为食物要经过胃部的消化才能吸收，如果夜间进食，肠胃道得不到必要的休息，极有可能伤害到胃黏膜。

| 日常减肥法：随时都能减肥的实用小技巧

　　减肥成功的关键在于要把减肥作为一种生活方式，利用好一天中的每一段时间，随时随地减肥，享受身体细微的改变。

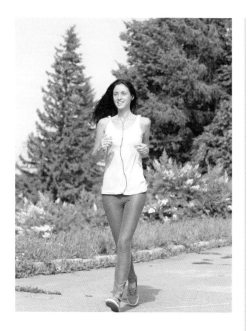

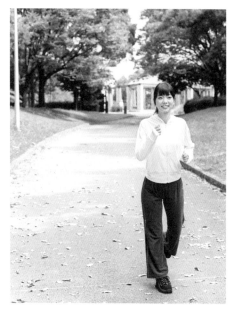

【例1】一万步减肥法

做法： 每天清晨或傍晚，在空气清新的地方，坚持快走半小时。走路时，应该穿上舒适的跑步鞋，身体必须挺直，步幅必须迈大。也可以计算步数，每天以一万步为目标。

医生说明： 步行是最简单、最轻松的有氧运动，只要持续步行半小时以上，就可以帮助脂肪燃烧。不过要注意，快走时肺活量会加大，所以一定要选择空气好的地方步行，不然就会吸入过多烟尘。

【例2】倒着走减肥法

做法： 每天早晨或傍晚，选一个空气清新、人少空旷的地方，倒走半小时。

医生说明： 人体的结构导致人们向前走，一旦一反常态，便要消耗更多的热量。经实验证明，倒走时的氧气消耗量要比正走时高出31%，心跳快15%，血液中的乳酸含量也会偏高。注意，倒走时最好有人在一旁协助提醒，以防发生意外，步速亦不能过快。

中医燃脂法：运用中医的按摩方法完美塑形

　　虽然说减脂是减肥的主要目标，但对于女性来说，拥有一副凹凸有致的身材才是最大的追求。如果你对自己身体的某些部位不太满意，不妨试试中医减肥方法吧！

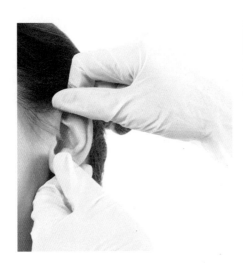

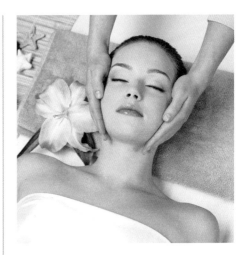

【例1】耳穴贴压减肥法

材料： 耳穴图1张，药用胶布1卷，米粒适量。

做法： 胶布剪成小方块，将一粒米置于胶布正中，再把胶布贴于口、肺、食管、内分泌、胃对应的耳穴上；每次贴3个不同的穴位，每星期换一次穴位。疗程完毕后，要停一个月后才可开始另一疗程。

医生说明： 中医认为人体各部分都是通过经络与耳朵密切相连的，因此若刺激耳朵上的对应穴位，可促进新陈代谢，抑制食欲，同时影响胰岛素的水平，达到减肥的效果。不过要注意，耳穴的分布很精细，最好在专业医师的指导下进行。

【例2】穴位瘦脸法

做法： 用拇指指腹按揉攒竹穴（眉毛内侧边缘的凹陷处）和颊车穴（下颌角前上方约一横指处）各10分钟，每天1次。

医生说明： 这两个穴位都是很有名的消除水肿的穴位。尤其是攒竹穴，不但能够减轻眼部充血，还能治疗失眠，增强记忆力。颊车穴则主要是针对熬夜和压力造成的脸部浮肿。面部按摩时，可以先在颜面涂抹一点润肤乳。

| 瑜伽塑形法：快速打造最美的身体线条

很多女性想要减压才开始练习瑜伽，但她们能够坚持下来却是因为瑜伽让她们感觉更年轻。瑜伽与传统运动不同，它将提高血液循环、身体平衡、灵活性和力量训练与冥想（比如深呼吸）相结合。有人把瑜伽称作"不需要动刀子的的面部手术"。

● 如果让你在网球和瑜伽中选择一种作为减肥方法，你会选择哪种？

网球——你的第一反应一定是这样。因为网球节奏快、出汗多，肯定比练瑜伽更能消耗身体多余的脂肪和热量。至于瑜伽，这种轻柔舒缓的运动，怎能跟网球比较呢？但一定是快节奏运动才更减肥吗？别忘了，瑜伽也是一种持续而有节奏的有氧运动。你一定知道，有节奏的有氧运动最能消耗能量和脂肪。相比那些让你大汗淋漓的运动，舒缓而轻柔的瑜伽，有其他运动所不能媲美的优势。舒缓轻柔的音乐、放松的心情、拉伸到极限的姿势，这些看似静态的动作，其实更适合女人。你所要做的只是，在整个练习过程中，将你的每一个姿势都拉伸到极限，并且在极限处保持这个姿势，深呼吸 2 ~ 3 次，让自己感觉到时间静止。在这静止的过程中，热量渐渐被消耗，心情也渐渐变得轻松，脂肪自然在这一刻偷偷溜走。

● 瑜伽，不仅仅燃烧掉脂肪，还带给你美丽

瑜伽有大量的力量练习，能将你的肌肉收紧，帮助缓解皮肤松弛的状况；拉伸练习会负责帮你调整脊椎，并将肌肉群纵向拉长，很快你的颈部和下巴的线条会清晰；小重量的负重练习，体能的集中训练，会让你迅速感觉到脂肪燃烧后身体的轻盈感。但更重要的是，瑜伽中的不同姿势能刺激身体内的腺体，使这些腺体促进新陈代谢，并且抑制对食物的需求，使进食需求与热量需求达到一致。久而久之，不用节食，美丽自然"不请自来"。

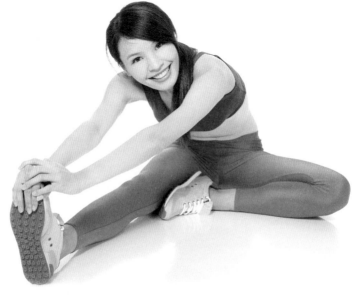

减肥误区：破谣言追求高效瘦

| 那些容易反弹的减肥法

有人说，减肥是女性终身的事业，一辈子都不可能停止。确实，除了那些本身基因原因，怎么吃都不会胖的人之外，一般人若不注意饮食，少运动，都可能避免不了长胖的厄运。其实，在突破了减肥的平台期后，只要不太过放纵，就能轻轻松松瘦一辈子。

● 反弹原因大揭秘

错误的减肥方式

采用了错误的减肥方式，减去的是水分而非脂肪，只要一停药并补充水分，体重自然会重新上升，这种现象在服用腹泻类的减肥产品人群中最为常见。更严重的是，不仅减肥成果付之东流，对身体还会造成极大伤害，如电解质紊乱等。

还没达到减肥周期

脂肪是有记忆的，它会抗拒外界对它的改变并尽量往原来的形态发展。有些人减肥初期有点效果，认为达到了减肥目的，就停止减肥，殊不知此时正是决定减肥是否成功的关键时期。

因为糟糕的生活习惯

这个原因是最常见的。有些人以为自己减肥成功就可以一劳永逸，暴饮暴食，再不运动，吸收的能量消耗不出去，怎么可能不再长胖！

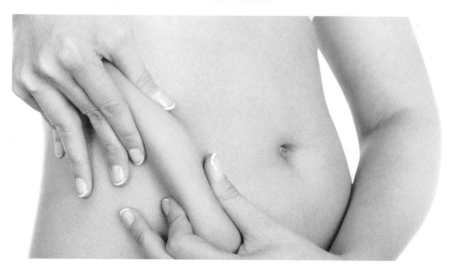

● 这样减肥小心反弹

吃减肥药

减肥药对于很多懒得花时间和各种方法持续减肥的女孩来说，可以说是最省事的方法。而且吃减肥药的同时，还可以不用运动、不需节食等，真的很有诱惑力。一般来说，减肥药通常是利用抑制食欲和加速燃烧脂肪的方法来瘦身，一旦停药，脂肪代谢又变得缓慢起来，食欲慢慢恢复，复胖当然很容易。而且如果吃到不好的减肥药，可不只是瘦不下来这么简单，还会影响健康。

不吃米饭

米饭、面包等糖类摄入过多的确是让人发胖的原因。但是它们又是脂肪燃烧的必要成分，如果没有摄取到糖类里的 B 族维生素，也很难真正变成瘦体质。另外长期不摄入糖类，身体很容易疲劳。

激烈运动

有一些人为了瘦身在健身房内挥汗如雨，但是做了激烈运动后，身体的疲劳感和无力感都非常强烈。而且通常在激烈的运动后，为了能抚平疲劳感，饥肠辘辘的人们会不自觉吃掉大量食物来补充体力。同时，因为激烈运动做起来很辛苦，往往也坚持不了多久，没毅力的瘦身当然会迅速复胖起来。

不吃油

在所有的营养成分里，油脂的卡路里的确是最高的，也是最容易让人发胖的，所以一直被当作减肥的大敌。但是油脂不能完全不摄取，否则皮肤和头发都会变得干燥，指甲也容易断裂，就算是体重轻了，也不会有白里透红的好气色。

如果真的那么介意油脂，又希望瘦身有成效，那么尽量不选择动物性油脂，而是选择不饱和脂肪酸的橄榄油。食材类，如鸡的外皮不要吃，五花肉改成瘦肉等，这样才能由内而外瘦得漂亮，瘦得健康。

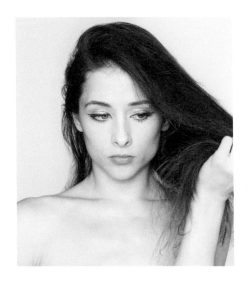

饮食减肥误区

素食虽然含热量少于肉食，减肥期间可以适当增加素食比例，但也没必要全素。因为一些人体必需的营养物质需要我们吃一点肉食。尤其是蛋白质，如果全素的话，最好吃一些豆制品，以补充蛋白质。

● 拒绝主食得不偿失

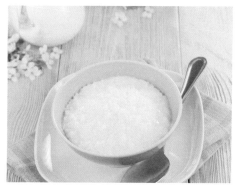

很多人以不吃主食来控制体重保持身材，也是很多明星保持苗条身材的方法。这种做法有效果也有风险，就是说，既有机会保持好身材，也可能会对健康造成损害。不吃主食会出现身体能量供给不足的风险，从而导致体力、思维、活动能力等下降。尤其是大脑，它只能利用葡萄糖供能，糖不足会出现明显的乏力、注意力不集中或记忆力下降等表现。主食摄入减少的另一个不利方面是饥饿感增强、饱腹感下降，导致脂肪、蛋白质的摄入比例增加。我们知道脂肪是引起肥胖更可怕的因素，脂肪比例长期过高，对心血管疾病的风险更甚于糖类。因此，从营养学的角度来看，是不主张以不吃主食来减肥的。

● 吃醋不能减肥

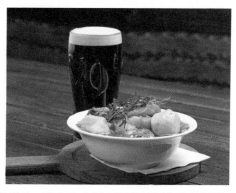

"吃醋有益健康"的说法流传已久，更有流行的说法是醋能减肥，尤其是年轻的女性认为平时喝些醋，或者食用一些醋泡的食物，如醋泡大豆、蒜头等，可以起到减肥瘦身的作用。那么事实真是这样吗？醋是通过食物发酵而来，主要的酸味物质是醋酸，另外含有少量的氨基酸。醋酸的功能很简单，有调味和调节食欲的作用。对于醋能促进新陈代谢、防止脂肪堆积的说法，迄今为止没有得到任何实验的证明。也有人说是醋中的氨基酸具有减肥作用，这就更不可信了。醋中氨基酸含量很少，而且其所含的氨基酸种类与猪肉、牛肉、鱼肉中的氨基酸没有区别。食物中的氨基酸本身在人体内并没有特殊的功能和作用，只有通过人体消化吸收后，在比例合理的情况下合成人体内的各种酶类、蛋白质、激素和抗体等，才能发挥其功能和作用。

● 黑巧克力减肥没那么简单

巧克力的好处多多，巧克力中的多酚类抗氧化剂有助于清除体内自由基，提高胰岛素敏感性；可可碱、咖啡因等物质有助于加快血液循环，促进新陈代谢；苯乙胺被认为是大脑产生恋爱般愉悦感的"始作俑者"。需要注意的是，这些对健康显著有利的巧克力往往都是高可可含量、低糖分的黑巧克力。

但是，有一个公开的秘密是，国内很难买到纯粹的黑巧克力。因为根据我国的标准，黑巧克力只要求可可脂含量不低于18%，其他包括植物油在内的可可脂代用品不超过5%即可。可可脂被誉为"绿色黄金"，是巧克力品质的象征，如果从成本考虑，生产者会尽可能减少它的含量。相比之下，欧盟的要求则高很多，除了规定可可脂含量以外，还要求全干可可含量不得低于35%。换言之，你吃的国产黑巧克力，很可能只是一种巧克力糖果，对健康起不了多大的作用。黑巧克力具备饱腹感强、降低食欲、营养丰富等优点，但巧克力毕竟是一种高能量食物。不论选用何种减肥方法，最重要的是控制总能量。除非用黑巧克力来代替其他高热量、高脂肪、高盐分、低营养价值的垃圾食品，否则贸然摄入，只有一个结果——体重增加。

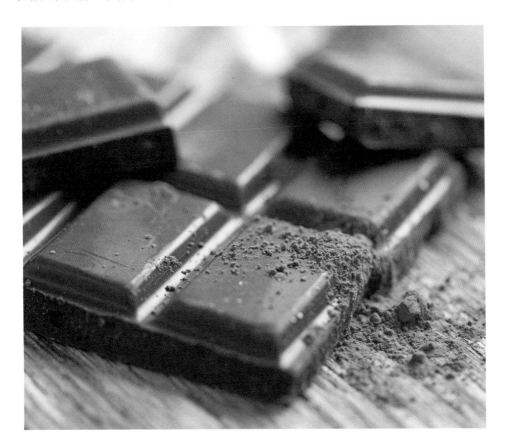

好气色——美丽的必要驱动

早饭是一天之中最重要的，吃过早饭才会有好气色。不吃早饭皮肤会粗糙，气色会差，脸黄，嘴唇也会变色，试想一下有谁会喜欢面对一张病恹恹而又无精打采的脸呢？

在社交场所屡屡碰壁的原因可不只是"身材不够好"那么简单，你散发的气场决定了别人对你的第一印象。没气场、没活力的"软趴趴"形象，或者面色暗淡的"黄脸婆"形象，都不是一个活力十足的美女该有的模样。

达·芬奇曾经说过："人体是大自然最完美的造物，包括形体与容貌的自然美。"女性爱美的天性从小就开始展露出来。可是，美不单指容颜出色，更是一种健康的生活方式的彰显，要面色红润有光泽，要身姿窈窕但是又不能太过瘦弱。如此一来，单纯的减掉赘肉是远远不够的。所谓的身形窈窕，也并不是瘦那么简单。常有人因为减肥方法不当，瘦是瘦了，可是催生了失眠、水肿、便秘等并发症，健康不再，这也是非常不可取的。现在倡导的是一种健康自然的生活方式。

中医经络的疏通和穴位的刺激会使你更加漂亮。比如，经常揉按太阳穴，可以排水消肿，提亮暗沉的面色；经常按摩鼻翼两侧的迎香穴有助于调整肤色，改善面色蜡黄的症状；按摩靠近下巴两侧腮部的大迎穴，可紧实皮肤；按揉小腿上的足三里穴，不仅调理脾胃，还能补益气血，改善肤色。每天只要轻轻地捏几下，坚持下来，就能对健康状况起到很好的改善作用。我们要瘦身，但也要美。

一些女性总是喜欢在自己的脸上涂抹各种功效的化妆品。使用市面上的化妆品虽然能立竿见影地遮住肌肤的瑕疵，提亮肤色，但它对皮肤有较大的刺激性，容易导致发炎、过敏反应。要想让自己看起来更精神，可不是直接拿走几瓶化妆品就能搞定的。女性还要学会用合理正确的方式调养自己的身体。没有烦人的赘肉，又有好的气色，这才是你最想要的减肥美容效果。

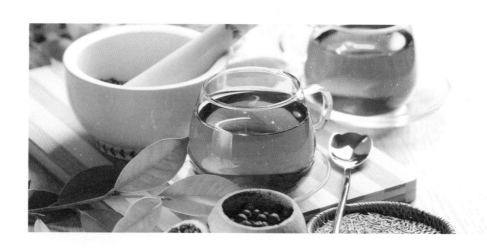

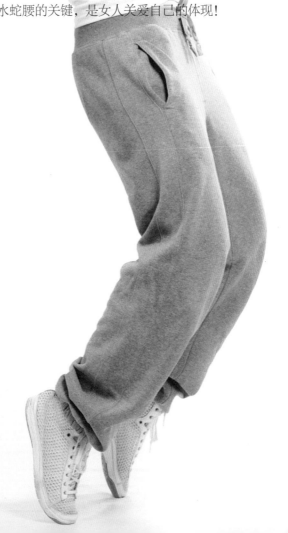

打造"腰"
娆曲线的基石

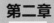

  骨盆既是身体的重心所在，又是脊柱的地基。只有骨盆端正了，才能保持全身上下的整体平衡。骨盆与身体的整体曲线关系密切，并且能保护生殖器官。骨盆一旦错位或歪斜，不仅仅会影响身材的美观，还会威胁身体的健康。关注体重的你，应该开始关注骨盆的健康了。为苗条身材作好铺垫，那就将矫正骨盆摆在首位吧。将骨盆复位，是诠释健康、打造水蛇腰的关键，是女人关爱自己的体现！

骨盆决定你的"腰部"曲线

| 矫正骨盆第一式：坐立半脊柱扭转式

●练习口诀
矫正指数：★ ★ ★ ★ ★
燃脂指数：★ ★ ★ ★ ☆
呼吸方式：腹式呼吸
修炼次数：2 次

●练习方法
在练习的过程中需始终保持后背的挺直，当逐渐适应动作后，可在每次呼气时通过增加身体扭转的幅度来加强骨盆复位的效果。

Step 1.
长坐，双腿向前伸直，保持腰背挺直，双手放在臀部外侧的地面上，目视前方。

Step 2.
吸气，右脚跨过左膝平放在地上，右腿膝盖收近左臂处。

Step 3.
呼气，左手放在右大腿外侧，与左手环抱右腿相握。吸气，挺直腰背。呼气，身体向右后侧扭转，右肩向后打开，头转向右后侧，保持 3 次呼吸，换另一侧练习。

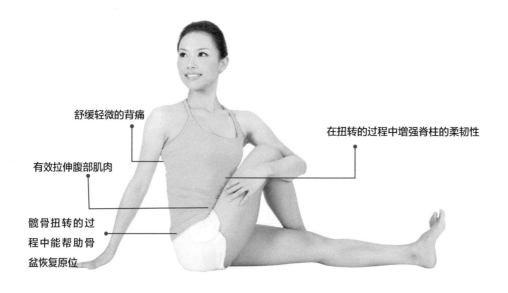

舒缓轻微的背痛

在扭转的过程中增强脊柱的柔韧性

有效拉伸腹部肌肉

髋骨扭转的过程中能帮助骨盆恢复原位

矫正骨盆第二式：圣莲回转式

● **练习口诀**

矫正指数：★ ★ ★ ★ ★
燃脂指数：★ ★ ★ ☆ ☆
呼吸方式：腹式呼吸
修炼次数：2 次

● **练习方法**

在练习的过程中让头部与双腿同时反向转动并保持双脚不离开地面，当逐渐适应动作后，可加强扭转的幅度，让双膝尝试靠向手臂

Step 1.

直立站姿，双腿左右大大分开。

Step 2.

吸气，左脚脚尖转向左侧，深蹲弓步，双手在胸前合十，呼气。

Step 3.

吸气，上半身转向后方，让右肘支撑在左膝上，脸朝向正后方，均匀呼气。

Step 4.

呼气，头部转向左侧，双腿向右侧下压，直至右大腿触地，保持数秒。

Step 5.

身体还原至屈双膝状态，吸气，换另一侧练习。

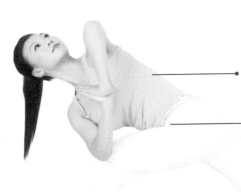

充分地活动背部肌肉群，后背无赘肉，露出迷人蝴蝶骨

充分活动髋关节，帮助移位的骨盆恢复原位

| 矫正骨盆第三式：风吹树式

●练习口诀

矫正指数：★★★★☆
燃脂指数：★★★★☆
呼吸方式：腹式呼吸
修炼次数：2 次

●练习方法

练习时想象自己像落地生根似的把身体重心落在脚上，同时手臂仿佛树枝般地向天空伸展，延伸脊椎。

Step 1.

基本站姿，双腿伸直并拢，双臂自然垂于体侧。

Step 2.

吸气，左手向上伸直，右手从脑后抱住左手肘关节，眼睛看向左前方。

充分拉伸脊柱，加强了背阔肌的力量

左右摇摆之间带动两侧腰肌运动，加强了肌肉群的力量和弹性

活动髋部，带动骨盆运动，有效预防骨盆歪斜

Step 3.

上半身缓缓向右侧弯曲，至极限处保持 2 ~ 3 次呼吸。然后身体回到正中，再弯向左侧，感觉自己就像一棵被风吹动的小树。呼气，身体还原至初始姿势。

矫正骨盆第四式：三角伸展式

● **练习口诀**

矫正指数：★★★★☆
燃脂指数：★★★★★
呼吸方式：腹式呼吸
修炼次数：2次

● **练习方法**

动作从髋关节开始，整个过程中需保持
骨盆的倾斜度，让脊柱进行伸展再弯曲，
从而加强侧腰肌肉群的拉伸力度。

Step 1.

站立，双脚并拢，双臂自然垂于体侧，掌
心向内，腰背挺直，目视前方。

Step 2.

双腿左右尽量分开，脚尖向前，吸气，双
臂侧平举，与肩膀呈一条直线，膝部绷直。

Step 3.

呼气，双臂带动身体向右侧弯腰至极限，
右手触碰右脚脚踝，右脚脚尖右转，目视
前方。

Step 4.

吸气，起身，恢复双臂侧平举姿势，换另
一侧进行练习。

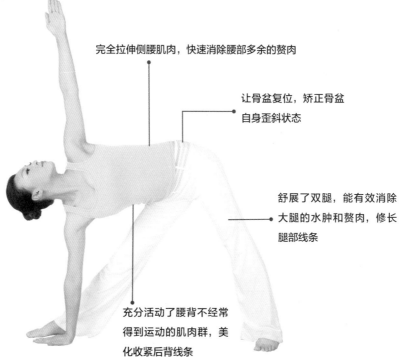

完全拉伸侧腰肌肉，快速消除腰部多余的赘肉

让骨盆复位，矫正骨盆
自身歪斜状态

舒展了双腿，能有效消除
大腿的水肿和赘肉，修长
腿部线条

充分活动了腰背不经常
得到运动的肌肉群，美
化收紧后背线条

收缩骨盆，产后瘦腰腹更容易

| 收缩骨盆第一式：卧英雄式

●**练习口诀**

矫正指数：★★★★☆
燃脂指数：★★★★☆
呼吸方式：腹式呼吸
修炼次数：2 次

●**练习方法**

伸展股四头肌和髋部，伸展腹部和骨盆，促进骨盆区域的血液循环，按摩骨盆内的脏器。

Step **1.**

跪坐，吸气，臀部坐在两脚之间的地上，手臂自然放于大腿上。

Step **2.**

呼气，身体向后仰，双臂手肘弯曲，手掌贴于脚掌上，手臂与地面保持垂直。

Step **3.**

逐步将后脑勺、背部放在地面上。双臂伸展过头，弯曲双肘，小臂于头顶上方交叠。

Step **4.**

自然呼吸，保持上述姿势数秒钟后，上身缓缓抬离地面，身体还原。

身体向下压起时充分活动了盆骨和附近的肌肉群

加快腹部的血液循环，促进肠胃蠕动，缓解腹部胀气

改善足部、脚后跟疼痛的状况，自然足下生辉

灵活膝关节，加强双腿肌肉群的力量，美化双腿线条

| 收缩骨盆第二式：蝴蝶变形式

Step 1.

坐地上，向两侧打开双腿，双腿伸直。呼气，上半身向下压，双手分别握住同侧脚踝。

Step 2.

吸气，将两脚跟拉向会阴，脚底相贴，颈、背部顺势挺直，膝盖下压，不能抬起。

Step 3.

身体其他部位保持不动，将双臂向身体两侧平举，伸直。

Step 4.

呼气，上半身下压，仰头，眼睛平视前方，手掌的位置不变，手臂外展，感觉胸部被完全打开。

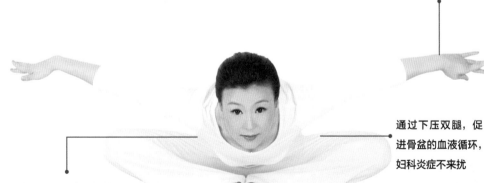

如蝴蝶展翅飞翔，让你像美丽的"蝴蝶女神"

通过下压双腿，促进骨盆的血液循环，妇科炎症不来扰

收缩骨盆，进而保养卵巢，可改善肤色，令肌肤白里透红

强效纤腰，轻松练就性感腰腹

| 强效纤腰第一式：仰卧单腿除气式

●练习口诀	●练习方法
矫正指数：★★★★☆ 燃脂指数：★★★★☆ 呼吸方式：腹式呼吸 修炼次数：2 次	在练习的过程中，双肩始终保持在同一条直线上，以平衡并加强背部肌肉群的拉伸。

Step 1.

仰卧，双腿伸直，双臂放在身体两侧，掌心贴地。

Step 2.

吸气,屈右膝,双手十指交叉,抱住右小腿。

Step 3.

右腿尽量靠近胸腹部，抬起上半身，用下巴去碰右膝盖。

Step 4.

呼气，身体慢慢恢复至初始姿势。换左腿进行练习。

Step 5.

吸气, 左腿尽量靠近胸腹部, 抬起上半身, 用下巴去触碰左膝盖。

加强髋部和腹部肌肉的力量，摆正骨盆

活动膝关节，紧致大腿肌肉，有效消除水肿并预防静脉曲张

拉伸和放松脊柱与后腰肌肉群，消灭后腰多余的脂肪

加速腰腹部脂肪的燃烧，按摩腹部脏器，消除胀气、小腹痉挛和便秘

| 强效纤腰第二式：站立扭转式

Step 1.

站立，双腿分开与肩同宽。吸气，双臂打开呈一条与地面平行的直线。

Step 2.

呼气，右手握住左肩头，左手从背后伸出环绕腰部，手心向外。身体向左后方扭转，眼睛目视前方。

Step 3.

吸气还原，换另一侧进行练习。重复 3 ~ 5 次后，身体恢复至基本站姿。

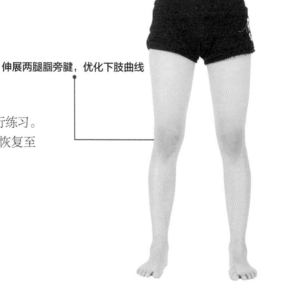

活动肩胛骨，柔化上臂肌肉

扭转过程中能绷紧和拉伸背肌，完善背部线条

消除腰腹两侧及腹部的多余脂肪，促进消化功能，消除腹部胀气

伸展两腿腘旁腱，优化下肢曲线

| 强效纤腰第三式：眼镜蛇式

●**练习口诀**

矫正指数：★★★★☆
燃脂指数：★★★★★
呼吸方式：腹式呼吸
修炼次数：2次

●**练习方法**

在练习的过程中，始终保持胸腔的前推、上提和脚跟向后的伸展，让脊柱在保持完全拉伸的状态下得到锻炼。

Step 1.

俯卧，下巴点地，双腿并拢，双臂自然放于身体两侧地面上，掌心朝上。

Step 2.

双臂屈肘向前，双手手掌放在胸部两侧的地面上，前臂与地面垂直。

Step 3.

吸气，用双臂的力量撑起上半身，使头、胸部在同一平面上且垂直于地面，腰背挺直，目视前方。

Step 4.

脊椎后弯，头向后仰，颈部尽量向后伸展。双脚并拢，尽量往上提，靠近头部，保持这个姿势数秒。

Step 5.

身体回正，呼气，双臂放松，身体前倾，恢复至初始姿势。

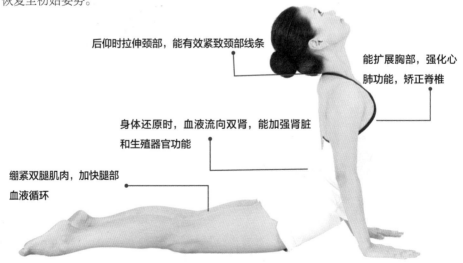

后仰时拉伸颈部，能有效紧致颈部线条

能扩展胸部，强化心肺功能，矫正脊椎

身体还原时，血液流向双肾，能加强肾脏和生殖器官功能

绷紧双腿肌肉，加快腿部血液循环

| 强效纤腰第四式：舞蹈式

● **练习口诀**

矫正指数：★★★★★
燃脂指数：★★★★★
呼吸方式：腹式呼吸
修炼次数：2 次

● **练习方法**

在动作开始的时候，让双肩向后展开，胸腔向前推，这样可以减轻所需手臂力量的强度，有利于保持身体的平衡度。

Step 1.

站立，双脚并拢，双手于胸前合十，腰背挺直，目视前方。

Step 2.

右腿向后抬起，右手抓右脚尖，左臂伸展与地面平行。

Step 3.

吸气，右手用力将右腿拉起。左大腿与地面垂直。左臂向斜上方伸展，眼睛看向指尖的方向。

Step 4.

呼气，收回双臂，右腿缓缓放下。

Step 5.

身体还原至基本站姿，然后换另一侧进行练习。

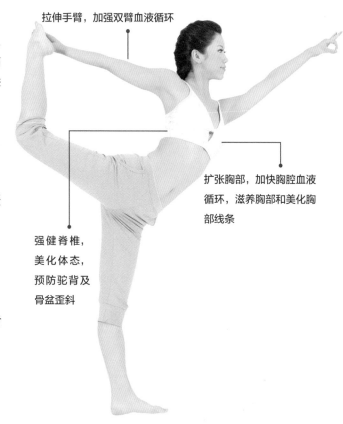

拉伸手臂，加强双臂血液循环

扩张胸部，加快胸腔血液循环，滋养胸部和美化胸部线条

强健脊椎，美化体态，预防驼背及骨盆歪斜

柔化下腰腹曲线，挑战最惹火的比基尼

柔化下腰腹曲线第一式：仰卧双腿抬立式

●练习口诀
矫正指数：★★★★☆
燃脂指数：★★★★☆
呼吸方式：腹式呼吸
修炼次数：2 次

●练习方法
在练习的过程中，始终保持腹部的下沉，让腰后侧完全贴地。练习初期可将双手置于臀部下方，垫起臀部帮助腰部的下沉。

Step **1.**
仰卧，身体紧贴地面，双腿伸直，手臂自然垂放在体侧，掌心向下。

Step **2.**
双腿伸直，慢慢向上抬起，与地面成 45 度角。正常呼吸，保持此姿势约 20 秒。

Step **3.**
双脚继续上举，直至与地面垂直。自然呼吸，保持此姿势约 40 秒。

Step **4.**
双脚慢慢自然下垂，放松。呼气，将双腿慢慢放回地面，身体恢复至初始姿势。

加强了双腿肌肉的力量，使双腿的整体线条更为柔美和紧致

有效按摩腹部器官，强化内部脏器的功能，提高消化功能

放松髋部，使骨盆得到更好的放松与调整

柔化下腰腹曲线第二式：虎式

● **练习口诀**
矫正指数：★ ★ ★ ★ ★
燃脂指数：★ ★ ★ ★ ★
呼吸方式：腹式呼吸
修炼次数：2 次

● **练习方法**
在练习的过程中，要让腹部肌肉微微收紧，感受如同附在脊椎上方进行伸展与收缩锻炼的感觉。

Step 1.

身体呈四脚板凳状跪立，双手和双膝着地，掌心朝下，脚背贴地。双臂、双大腿分开一肩宽，且与地面垂直。

Step 2.

吸气，抬头，塌腰、提臀的同时左腿向后蹬出，尽量抬高左腿，身体重心上提。

Step 3.

呼气，把腿收回，低头，收缩腹部，用左膝盖去触碰鼻尖。保持 3 次自然呼吸后放松，身体恢复至初始姿势，换另一侧做同样的练习。

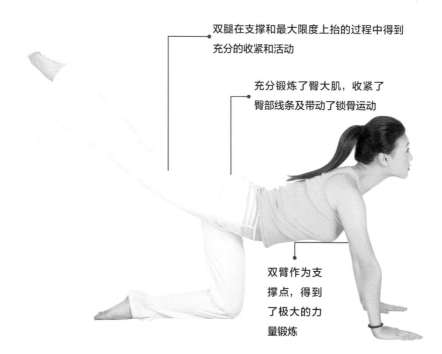

双腿在支撑和最大限度上抬的过程中得到充分的收紧和活动

充分锻炼了臀大肌，收紧了臀部线条及带动了锁骨运动

双臂作为支撑点，得到了极大的力量锻炼

| 柔化下腰腹曲线第三式：鱼式

●练习口诀

矫正指数：★★★☆

燃脂指数：★★★★☆

呼吸方式：腹式呼吸

修炼次数：2次

●练习方法

在练习的过程中，可借助双手肘的力量推起上身，以保持胸腔的向上扩张，减轻头部着力点所承受的压力。

Step 1.

仰卧，双臂自然贴放在身体两侧的地面上，掌心朝下。

Step 2.

一边吸气，一边拱起背部，将头顶轻轻地放在地面上。

Step 3.

双腿伸直并拢，向上抬起，与地面成45度角，保持数秒。呼气，放松头部，身体慢慢还原。

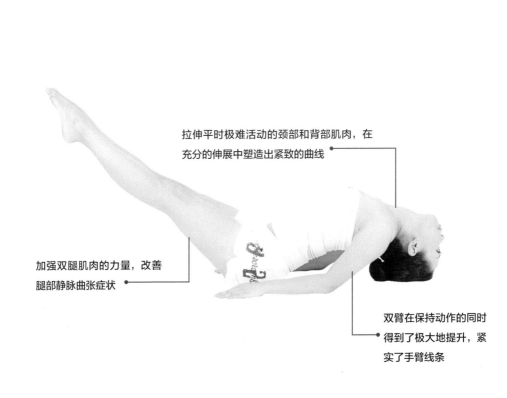

拉伸平时极难活动的颈部和背部肌肉，在充分的伸展中塑造出紧致的曲线

加强双腿肌肉的力量，改善腿部静脉曲张症状

双臂在保持动作的同时得到了极大地提升，紧实了手臂线条

| 柔化下腰腹曲线第四式：站立背部伸展式

● **练习口诀**

矫正指数：★★★★☆
燃脂指数：★★★★★
呼吸方式：腹式呼吸
修炼次数：2 次

● **练习方法**

在练习的过程中，双腿要始终保持垂直于地面，重心放在前脚掌上，以帮助腰腹肌肉更好地向下伸展。

Step 1.

站立，双腿伸直并拢，双臂自然垂放于体侧。

Step 2.

双手高举过头顶，掌心向前。

Step 3.

吸气，向前弯腰，手臂带动身体向前倾，同时保持脊椎的伸展和双腿的笔直，指尖点地，头向前看。

Step 4.

呼气，双手掌心缓缓触地，与双脚脚踝保持平行。脸部靠近小腿，头顶触碰脚背，保持数秒。

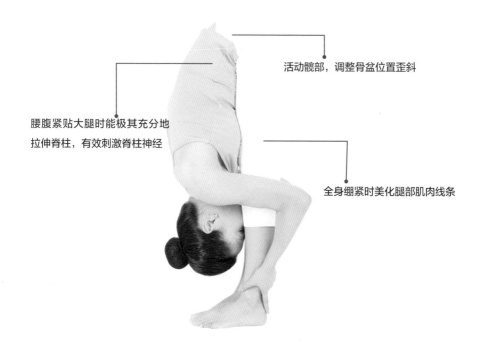

活动髋部，调整骨盆位置歪斜

腰腹紧贴大腿时能极其充分地拉伸脊柱，有效刺激脊柱神经

全身绷紧时美化腿部肌肉线条

增强腰腹部力量

| 增强腰腹力量第一式：鸽子式

●**练习口诀**

矫正指数：★ ★ ★ ★ ☆
燃脂指数：★ ★ ★ ★ ★
呼吸方式：腹式呼吸
修炼次数：2 次

●**练习方法**

在练习的过程中，意识应集中在胸腔向前推出的动作上，感受腰腹肌肉及大腿后侧肌肉的充分拉伸。

Step 1.

长坐在地面上，右脚脚后跟收至会阴处，左腿自然向外侧打开，右手搭放在右腿膝盖上，腰背挺直，目视前方。

Step 2.

左手抓住左脚，使左脚跟靠近腰间。吸气，用左肘弯套住左脚，伸出右手，使左右手于胸侧十指相扣。

Step 3.

呼气，右手绕至脑后，保持与左手相扣，胸腔前推，眼睛看向右上方，保持数秒。身体还原，做另一侧的练习。

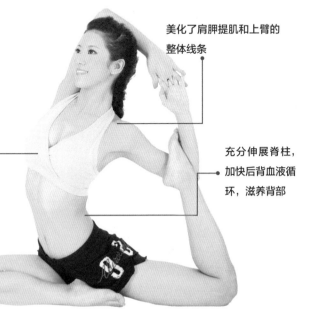

美化了肩胛提肌和上臂的整体线条

充分伸展脊柱，加快后背血液循环，滋养背部

充分的扩胸，感受胸腔向前推，激活乳房活力，促进淋巴腺运动

| 增强腰腹力量第二式：肩倒立式

●**练习口诀**

矫正指数：★★★★☆
燃脂指数：★★★★☆
呼吸方式：腹式呼吸
修炼次数：2 次

●**练习方法**

在练习肩倒立式不是很熟练时，可以用大毛巾垫在双肩的下方，减轻受力点，以帮助腰腹部更好地伸展和拉伸。

Step 1.

仰卧，双腿伸直并拢，双手自然贴放身体两侧，掌心贴地。

Step 2.

吸气，向上抬起双腿，膝盖弯曲，双手按压地面。

Step 3.

双手扶在腰间，呼气，双腿离地，膝盖弯曲，大腿慢慢向上抬至与地面平行的位置。

Step 4.

吸气，伸直双腿，使背部、臀部、双腿都与地面保持垂直。肩部、头部、上臂和双肘撑地，收下巴抵锁骨，保持数秒。

Step 5.

呼气，身体慢慢放下，恢复至初始仰卧姿势。

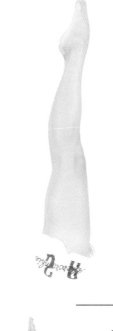

全身倒立促进血液循环，能收缩腹肌，消除腰腹部脂肪

甲状腺得到充分的挤压，能刺激甲状腺及消化系统

仅靠上臂、肩膀和颈部来支撑身体的重量，能收缩腹肌，消除腰腹部脂肪

| 增强腰腹力量第三式：束角式

●**练习口诀**

矫正指数：★★★☆

燃脂指数：★★★★☆

呼吸方式：腹式呼吸

修炼次数：2次

●**练习方法**

在练习的过程中，保持脊柱的伸展与挺直，让头部与臀部向两个方向拉伸。

Step 1.

长坐，脊椎挺直，双手指尖点地，脚掌绷直朝下。

Step 2.

脚后跟靠近会阴处，吸气，双手握双脚。

Step 3.

呼气，身体向下压，依次把头、鼻子、下巴贴在地板上。双膝贴地，身体尽量贴近双脚，保持数秒。

Step 4.

起身放松，身体恢复至基本坐姿。

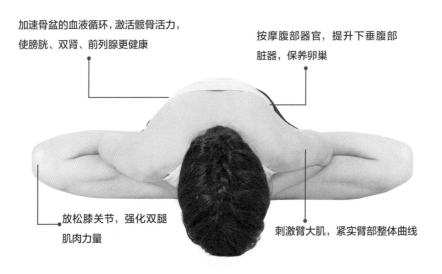

加速骨盆的血液循环，激活髋骨活力，使膀胱、双肾、前列腺更健康

按摩腹部器官，提升下垂腹部脏器，保养卵巢

放松膝关节，强化双腿肌肉力量

刺激臀大肌，紧实臀部整体曲线

| 增强腰腹力量第四式：幻椅式

●**练习口诀**

矫正指数：★★★★☆
燃脂指数：★★★★☆
呼吸方式：腹式呼吸
修炼次数：2 次

●**练习方法**

在练习的过程中，收紧腹部并拉伸、挺直背部。熟悉动作后，让大腿与地面平行，加强双腿肌肉的锻炼效果。

Step 1.

站立，吸气，双臂高举过头顶，双手合十，大拇指相扣，双臂向上夹紧双耳，腰背挺直，目视前方。

活动肩膀的同时还能消除手臂酸痛、僵硬，舒缓疲劳，增强体态平衡

Step 2.

呼气，屈膝，下压躯干，就好像要坐在一张椅子上一样。正常呼吸，保持这个姿势 30 秒。

伸展脊柱，矫正不良姿势，防止驼背

充分拉伸背部肌肉，紧致和美化后背腰身线条

Step 3.

放松，身体恢复至初始姿势。

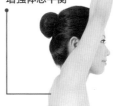

增强双腿的耐力性，有效消除小腿水肿及柔化肌肉线条

早晚都要瘦——清晨唤醒活力

┃ 清晨瘦腰第一式：半骆驼式

●练习口诀
矫正指数：★★★★☆
燃脂指数：★★★★☆
呼吸方式：腹式呼吸
修炼次数：2次

●练习方法
在练习的过程中，始终保持骨盆的摆正与前推，以减轻腰椎的受力，充分地拉伸腰部肌肉群。

Step 1.
跪立，双手合十放于胸前，腰背挺直，目视前方。

Step 2.
吸气，双手扶住腰部前推髋部，脊椎向后弯曲，放松头部，向后仰，身体慢慢向后仰，左手触摸左脚的脚跟。

Step 3.
呼气，右臂向上伸展，尽量使大腿与地面垂直。头转向左侧，目视前方，自然呼吸，保持数秒。身体还原，换另一侧进行练习。

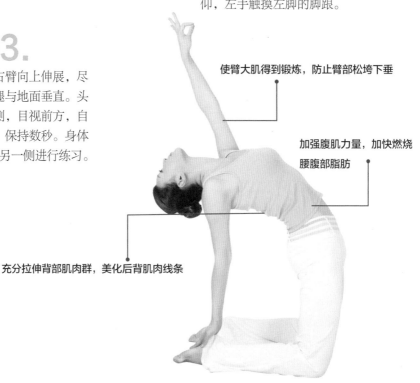

使臂大肌得到锻炼，防止臂部松垮下垂

加强腹肌力量，加快燃烧腰腹部脂肪

充分拉伸背部肌肉群，美化后背肌肉线条

清晨瘦腰第二式：门闩式

● **练习口诀**

矫正指数：★ ★ ★ ★ ☆
燃脂指数：★ ★ ★ ★ ★
呼吸方式：腹式呼吸
修炼次数：2 次

● **练习方法**

在练习的过程中，始终保持骨盆的摆正以及髋部的舒展，在熟悉动作后再加强侧弯腰的幅度。

Step 1.

跪立，双膝并拢，双脚脚踝并拢，双臂自然垂于体侧，腰背挺直目视前方。

Step 2.

吸气，右腿伸向右方，让右脚与左膝处于同一条直线上，右脚尖指向右方，右膝不要弯曲。双臂上举，双掌于头顶合十。

Step 3.

呼气，将躯干和右臂屈向右腿，左上臂贴近左耳尽量向右侧下压，头部在双臂之间，保持数秒。

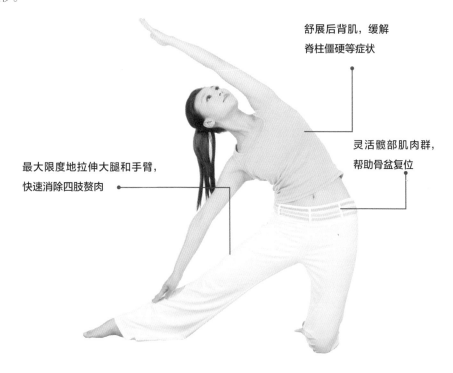

舒展后背肌，缓解脊柱僵硬等症状

灵活髋部肌肉群，帮助骨盆复位

最大限度地拉伸大腿和手臂，快速消除四肢赘肉

睡前享"瘦"快乐

| 睡前轻松瘦腰腹第一式：全蝗虫式

●练习口诀

矫正指数：★★★★☆
燃脂指数：★★★★☆
呼吸方式：腹式呼吸
修炼次数：2 次

●练习方法

在练习的过程中，让双腿分开与髋同宽，并用力地向后伸展，以更好地舒展脊柱。

Step **1.**

俯卧，下巴点地，双臂放于身体两侧，掌心贴地。

Step **2.**

双手于背后十指交叉握拳，离臀部约 20 厘米高度。

Step **3.**

吸气，收缩腹肌，带动上半身、头部和双脚抬离地面，双臂尽量向后伸，保持数秒。

Step **4.**

呼气，放松，身体慢慢回到地面，双臂打开，掌心贴地，恢复初始姿势。

按摩骨盆区域，消除腰腹部多余赘肉，加强肌肉群力量

充分拉伸手，锻炼了整个臂的肌肉群

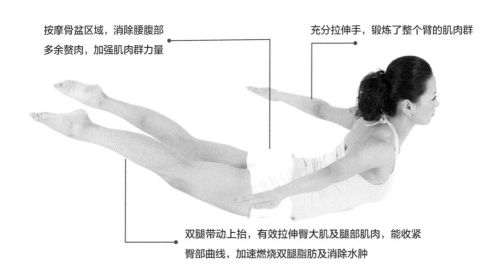

双腿带动上抬，有效拉伸臀大肌及腿部肌肉，能收紧臀部曲线，加速燃烧双腿脂肪及消除水肿

| 睡前轻松瘦腰腹第二式：猫式

●练习口诀

矫正指数：★★★★☆
燃脂指数：★★★★☆
呼吸方式：腹式呼吸
修炼次数：2次

●练习方法

在练习的过程中，要始终保持双手、双腿的稳定性，尽量不动。要注意从尾骨处开始带动整根脊柱的运动。

Step 1.

身体呈四脚板凳状跪立,双手和双膝着地,脚背贴地。双臂、双大腿分开一肩宽，且与地面垂直。

Step 2.

吸气，同时抬头、提臀、挺胸，双眼尽量向上看。

Step 3.

呼气，低头，含胸拱背。收紧腹部肌肉，用下巴触碰锁骨，臀部尽量向下沉，大腿始终垂直于地面。

Step 4.

重复做 5 ~ 10 次练习后，休息放松，身体恢复至初始姿势。

拉伸背肌和脊柱，消除背部僵硬和疲劳，使脊柱更富有弹性

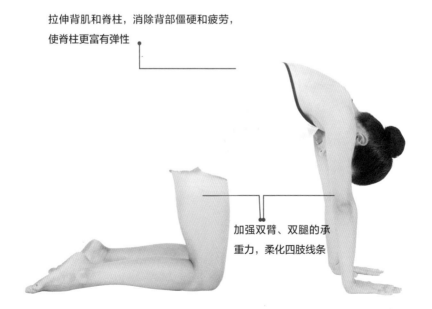

加强双臂、双腿的承重力，柔化四肢线条

女人，为细腰而奋战一生

● 纤纤细腰是作为美女的必备条件

一提到魔鬼身材，人们脑海中马上会浮现出"窈窕动人"、"婀娜多姿"等极具诱惑力的美丽词汇。的确，美女除了需要拥有可人的脸蛋之外，还需要拥有均匀适中的身材。从古到今，拥有摇曳多姿、杨柳细腰的女人永远都具有强大的吸引力，汉代的赵飞燕就是拥有细腰雪肌的代表。无独有偶，欧洲对细腰俏女郎的迷恋甚至到了一种疯狂的程度。玛丽莲·梦露和奥黛丽·赫本是 20 世纪 50 年代风格截然不同的美人典范，除了同样流芳百世之外，她们也同样拥有迷人的杨柳细腰。美蛇腰，是每个女人一生都在追求的终极目标。

● 拥有小蛮腰才能有时尚的"衣架子"

走在时尚浪潮尖峰的你肯定不会错过来自时尚杂志的信息，尤其是分别在春夏秋冬举行的四大国际时装周，美国纽约、英国伦敦、意大利米兰和法国巴黎散发出的时尚香味让人窒息，T 型台上具有匀称身材的名模，把各大品牌服饰演绎得淋漓尽致。但是为什么自己千辛万苦花重金购买到的服饰，一穿上身就完全变了味？没错，腰身只要瘦一寸，就会显得瘦了十斤；腰身如果日益臃肿肥胖，就算是名牌华服救驾也无济于事，谁又会留意一个随时挂着"游泳圈"、腰间肥肉横行的女人呢？努力让自己也"S"起来吧，只有拥有完美的"S"形曲线，才有驾驭时尚的资本！

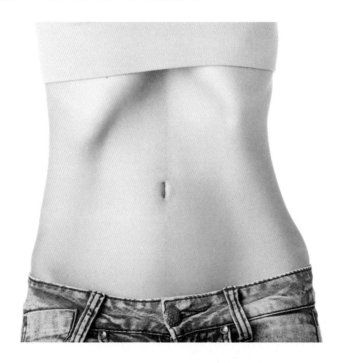

第三章

稳住重心，
重塑翘臀 & 美腿

　　"多一分显肥，少一分则瘦"，这种不胖不瘦的身材是多少女生渴望不可及的。臀部曲线是构成身体完美曲线的重要部分，下垂的臀部、扁平的臀部，都会大大破坏整体的曲线美。因此，美臀必不可少。腿部的线条可能决定了整体的效果，如果不想再为一双"葫芦"腿而烦恼的话，那就赶快行动，从现在开始进行你的瘦腿计划吧！事实上，下半身的比例不协调，比身体其他部位的缺陷更难掩饰，对体形的总体影响不容忽视。运动是改善臀部和腿部线条最直接、有效的方法，唯有强健并收紧臀部的肌肉，紧实细致的腿部线条，才会有理想的翘臀 & 美腿效果。

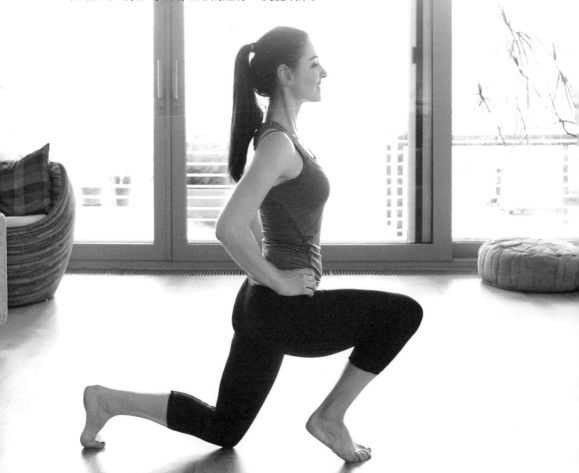

如何拥有迷人的美腿

● 双腿减肥有良方

"腿瘦不下来！"，"O型腿是一辈子都无法改变的！"你也是很多抱这种想法的人其中之一吗？虽然用过各种减肥方式，而体重也勉强地减下来了，但是腿还是那么粗。为了想要改变O型腿，甚至试着在睡觉时把腿束起来，为什么女性在这方面的努力，一直以来都还是失败的呢？聪明的你，不妨好好地思考一下，千万不要该减的部位没有减，不该减的部位反而瘦下来了。胡乱地减肥，不但会造成反效果，也会影响身体的健康。因此，借着这个机会，选择一个既适合你又正确的做法吧！审美观各有不同，你理想中的美腿是怎样的呢？其实，每个人都有不同的双腿，胖瘦程度或是腿型也有些许不同！既然如此，那些被称为美腿的定义是什么呢？所谓的美腿有很多种类型，可以说因人而异，不同的人，腿型也不同。因此，"像我这样的腿，离美腿还远得很……"，"绝对没有办法变成那样子！"像这样，打从一开始就灰心、气馁，不是很可惜吗？

● 由自卑转变为自信

"腿是绝对没有办法变细的！"这么想的女性好像很多，而男性的意见就有些不同了。当然，也是要依据个人的喜好，但是多数的男性都说："女性所要求的'美腿'太细了！"，"太细的腿并不性感。"或许你认为胖胖的腿正是男性所认为具有魅力的腿。但是，如果单方面只在乎腿的胖瘦，也还是会有问题的。

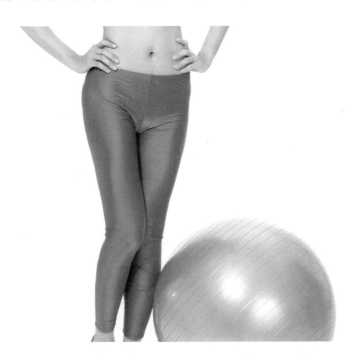

变成美腿的生活习惯

● 平衡的基本姿势

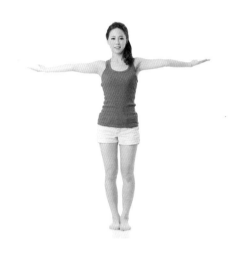

日常的一些不良生活习惯，会使身体变得歪斜不正，这也是 O 型腿或胖腿的原因。将背部靠在墙壁上，头、肩膀、臀部、小腿肚和后脚跟五个地方贴紧墙站立着。左右肩膀呈水平状态，缩下巴，头、胸部提高，腹部收缩。站立时感觉到左右的腰骨高度相同，臀部向内侧收缩，两膝、后脚跟和脚趾头方向一致。若一边的肩膀下垂而向前倾，是因重心倾斜，说明身体的某个地方负担加重，造成骨盆歪斜不正。

● 坐的方式

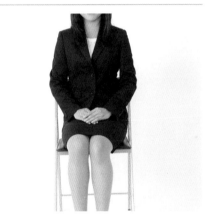

坐在椅子上时，大约坐在椅子的2/3处，上半身保持基本姿势。接下来，两膝紧靠呈 90 度，脚趾头使之一致。肩膀向前，注意高度不可不同。像跷二郎腿这样不好的姿势，是容易变成 O 形腿或胖腿的原因，所以要常常提醒自己并矫正。总之，仪态不佳的姿势会使腿的线条变糟糕。姿势美人就是美腿佳人。

● 步行方式

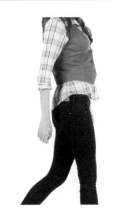

好的站立方式做得到的话，接下来就是走路的姿势了。借着走路，全身的血路会变得比较畅通，生物酶也会遍及全身各处，对于消除肩膀肌肉僵硬以及老化都非常有效。可是，如果没有使用正确的步行方式，别说步行锻炼的效果会减半，就连身体的平衡也会渐渐地被破坏了。

对美腿的四个疑问

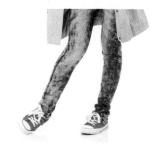

问 问题 1：膝盖可以并拢，但小腿肚却无法做到，这也算 O 形腿吗？

答 是的，这的确是 O 形腿。即使有 O 形腿，若是各部位的肌肉长得好的话，腿也是可以完全并拢的。腿如果比较细，当然就无法并拢，这是可以理解的。O 形腿也有各式各样，有的人从膝盖开始歪斜分开，有的人只有小腿肚或大腿分开。

问 问题 2：鞋底的磨损只有右侧比较严重，这是为什么呢？

答 几乎所有人的双腿长度多少都有些不同，因此而使鞋底的磨损程度不同。这是骨盆移动倾斜的缘故，所以仔细观察一下，左右的肩膀高度应该也不同！而且还会有肩膀肌肉僵硬或腰痛的毛病。只要矫正了身体的歪斜，腿的长度就会一致。

问 问题 3：长期从事冲浪运动，为什么只有右腿会变得比较粗大？

答 在冲浪的时候，一定有一条腿承受体重，如果长期使用同一条腿，这条腿的关节就会歪斜不正。而且，总是同一边的腿在出力的话，这条腿肌肉部分就会比较发达。因此，如果是长期运动的人，为了防止身体的歪斜与单边肌肉发达，运动时请尽可能地左右均衡用力。

问 问题 4：美腿跟年龄有关系吗？

答 没有关系。因为调整身体平衡感的大小，就像是体操一样，毫无痛苦，很简单就可做到。因此，就算是三四十岁的人，也可以轻松拥有十分漂亮的腿。就健康面来说，因为调整身体的平衡，与女性特有的烦恼解决是相关联的，所以 30 岁以上的人很多也是同样的情况。想要获得外表上的美和健康，这是每个人都可以做得到的。

展现美腿的穿着方式

● 依体型而异的流行穿着技巧

　　能够提高个人的魅力，又能配合流行的穿衣风格是最棒的！依体型学习流行的穿着方式，在女人味上更精益求精吧！身高 160 厘米以上苗条型的人适合穿开叉的长裙；身高不高的人穿长裙的话，看起来会更矮。高的人比较适合穿长裙，若是穿着开叉裙，在坐着的时候，可以看得到漂亮的双腿。上半身穿着合身，可以强调身体的线条。而胸部小的人，要穿护胸式短内衣型的合身内衣，如此一来，整体的平衡感会变得很棒，还能展现出成熟风韵。

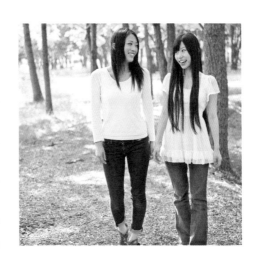

● 选择合适的单品搭配出美腿

　　流行的厚底长靴可以展现长腿，使身高看起来较高。个子不高的人建议穿厚底长靴及中长款的针织衫，因为针织衫无法强调腰的位置，所以可以掩盖住身高的缺点，而且裙子的长度要在膝盖上方。如果穿着长裙，只会更强调身高不够高。若是要有女人味，穿着膝上长度的裙子是最好的。

　　A 字形衬衫加上尺寸合适的魔术长裤。A 字形衬衣衫可以掩盖宽大的臀部，也可掩饰腰的尺寸。连身裙也是很好的选择。为了使身材看起来苗条，应选择细花纹的衣装。因为粗大花纹会使身体看起来更肥胖，身材丰满的人要避免。若是长裤配合无花纹款式的上装，会使整体看起来流畅。裤子的长度要稍长一点，可以搭配五厘米以上的厚底鞋跟。

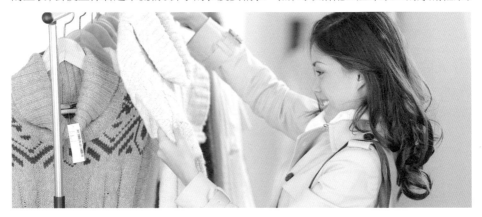

巩固 & 加强 臀部圆润而翘挺

| 均衡骨盆，告别扁平臀

1. 长坐，双腿伸直并拢，双手自然放于体侧。

2. 呼气，将上身转向左方，右手握住左脚脚背，左臂向后方伸展。同时，胸部贴近左大腿，将头部转向左后方，双眼目视左手指尖。

3. 保持一段时间，身体恢复正中位置，双手轻搭膝盖上。休息片刻，换另一边练习。

※ 拉伸脊椎，膝盖下压。转动和延伸的动作一定要由腰部和髋部带领。

※ 如果双腿伸直并拢较为困难，那么根据身体条件分到最大极限即可。

| 对抗地心引力，让臀部上翘

1. 取坐姿，双膝并拢，臀部坐在脚后跟上，双手掌心向上置于大腿上。

2. 手掌整个贴在臀部上，由下往上擦滑做按摩。特别是有橘皮组织的部位，更要用心按摩。

3. 吸气，起身。同时双手伸展向头上方，掌心相对呼气。

4. 头缓缓后仰，眼睛看向手掌；保持顺畅的呼吸，尽可能多坚持一会儿。

5. 吸气时，缓缓抬头，呼气，俯身还原。以婴儿式姿势，休息放松。

※ 双臂尽量向上伸展，保持绵长的深呼吸。

※ 放松时，需让全身关节放松。

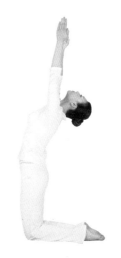

| 流畅背部曲线，塑造圆润翘臀

1. 取坐姿，双膝并拢，臀部坐在脚后跟上，双臂前伸，手掌相对。

2. 呼气，身体微微后缩，抬头，使下巴点地，胸部离地面约7厘米。一边吸气一边将身体向前移动。

3. 直至下半身完全贴地不能再滑动，收手肘贴近胸部，双手用力支撑起上半身（不要耸肩）。呼气，抬头，目视上空，髋部抬起，吸气，保持数秒；呼气，身体放松成俯卧姿势。

※ 伸直双臂撑起上半身时，肩部不要耸起。

※ 身体移动过程要轻柔，身体放松俯卧的姿势要缓慢，感受脊椎骨一节节被放松。

| 臀部缩紧，紧实臀部肌肉

1. 直立站姿，双腿、双脚自然并拢，双手自然垂于体侧，腰背挺直。

2. 吸气，双臂从体侧高举过头顶双手合十，大拇指相扣，下移至胸前；呼气，屈膝下蹲，手臂平移至左边。

3. 吸气，大腿尽量与地面保持平行，腰背挺直，臀部放松，眼睛跟着左臂方向移动。呼气，放松。换另一边重复练习。

※ 意识集中在腰背的挺直以及臀部内收上。

※ 下蹲时呼气，动作保持时呼吸要平稳均匀。

※ 弯曲双膝并使膝盖并拢，不要分开。

| 拉伸全身肌肉，打造前凸后翘性感身材

1. 双脚打开与肩同宽，双手尽量向上举，握紧拳头。

2. 弯曲膝盖，手臂保持向上举，目视远方。

3. 身体向前伸展。

※ 手臂尽量向上伸展，保持双臂贴耳紧握双拳。

※ 向前伸展动作，保持腰背尽量向前伸展。

翘臀 & 美腿养成

| 美化腿部线条，收紧臀部肌肉

1. 站立，吸气，双臂展开与地面平行。

2. 呼气，缓缓抬起右脚，直至与地面平行，脚尖绷紧。

3. 呼气，右腿抬向身体右后方，膝盖保持笔直状态，双臂和右腿呈一条平行线，保持数秒钟。

4. 右腿缓缓放下，并抬向正后方，吸气，双臂保持平行。

5. 呼气，身体恢复至起始站姿，换另一侧继续练习。

※ 腿部上举时要尽量向上、外伸，收紧双腿肌肉，从而拉伸腰部，达到最好的效果。

| 上身挺直，拉伸腿部肌肉

1. 站立，双腿伸直并拢，双臂自然垂于体侧，掌心向内。

2. 双脚左右尽量分开，双臂向两侧打开呈一条直线。

3. 左脚向左侧转90度，使左小腿与地面垂直，左大腿与左小腿垂直，双臂分别向左、右两侧伸展。

4. 吸气，双臂上举过头顶，双手合十。呼气，上半身朝左转，使脸、胸部和左膝保持与左脚同一方向。

5. 呼气，上半身向前倾，伸直左腿，双臂并拢伸直、向前伸展。吸气，右腿抬起，直至与地面保持平行。

6. 呼气，双臂自然下垂，身体还原至初始姿势，换另一侧做同样的练习。

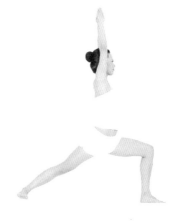

※ 屈膝时，大腿与小腿成 90^0；上身保持与地面垂直，每次呼气时，试着将身体下沉，将力量均匀地分布在腿部。练习时，将意识集中在背部的紧张和手臂的伸展上。

| 消除大腿内侧脂肪，消除"大屁屁"

1. 俯卧，下巴点地，双臂放于身体两侧，掌心贴地。

2. 弯曲双膝，将小腿尽量收近臀部，双手向后抓住双脚脚掌。

3. 吸气，双臂带动腿部向上抬离地面，使身体呈弓状，顺畅自然地呼吸，保持数秒，呼气还原。

※ 充分感受腿部的伸展、臀肌的收紧和腹部的拉伸。

※ 弓式对身体的柔韧性和平衡能力有很高的要求，需要慢慢练习，切勿急进。此外，背部和脊椎受过伤的人、孕妇、患有甲状腺肿大和肠胃疾病的人不宜练习。

| 拉伸腿后侧肌肉韧带

1. 侧卧，右手支撑头部，左手放于体前，两腿伸直。

2. 右臂和右腿保持不变，腰背挺直；吸气，左手拉左腿，带动左腿向左侧上方伸展。保持片刻，呼气还原，换另一条腿练习。

※ 在动作过程中，贴地的那条腿不要离地，膝盖不要弯曲，保持腰背挺直。被拉伸的那条腿尽量绷直、向上伸展，保持大腿后侧肌肉收紧。

| 纤细大腿前侧肌肉

1. 站立，双脚分开与肩同宽，吸气，双臂自然垂放于体侧。

2. 呼气，屈膝，臀部重心向后移，身体向下蹲，直至大腿与地面平行。膝关节的位置不要超过脚趾，保持数秒钟。

3. 吸气，屈膝下蹲，脚跟保持向上抬起，至大腿、臀部与地面平行。上身保持直立，保持数秒钟。

4. 呼气，脚跟落地，放下双臂垂于身体两侧，放松四肢，身体还原至初始姿势。

※ 在练习时，不要使用肩膀的力量，不要耸肩，保持背部挺直。手臂肌肉不要刻意紧张或收紧。

常见下半身健身疑问

● 下半身运动会使腿变粗壮吗?

如果要靠下半身运动让腿变粗,需要相当大的努力和耐性。以韩国花式溜冰选手金妍儿为例,她从事这项主要靠腿部肌肉的运动已经超过十年,但是她有一双大家公认的美腿。对一名健身教练来说,想要练到有粗壮结实的大腿肌和小腿肌是她们觉得最辛苦的事。因此,对于并非专业健身教练的一般人而言,其实并不需要担心慢跑、骑单车或是爬阶梯会让腿变得粗壮。

● 久坐会使腿变粗吗?

造成下半身肥胖的原因有很多,像是错误的坐姿、饮食习惯不佳、缺乏运动、脊椎以及骨盆问题等等。坐太久的确可能会因为血液循环不良而造成腿部浮肿以及下半身肥胖。如果因职业不可避免需要久坐,那么每小时至少起身做一次3分钟左右的运动或是伸展操,也可以避免久坐对腿型的不利影响。

● 下半身肥胖会遗传吗?

关于下半身的体型、骨骼和肌肉量是有可能受到遗传影响的。但是,即便是遗传,脂肪较多的下半身还是可以变窈窕。所以,别再说"因为妈妈下半身肥胖,所以我也下半身肥胖"之类的话了。不管是母亲还是你自己,之所以会有肥胖的下半身,主要是因为你们两人都缺乏运动的关系。

● 跷二郎腿会让下半身变粗吗?

习惯跷二郎腿的人若是同一个姿势维持太久,会导致脊椎及骨盆的扭曲,容易造成血液循环不良以及腿部线条不再美丽。因此,习惯跷二郎腿的人最好记得随时变换姿势,这样一来,即便是喜欢跷二郎腿的人也能够预防脊椎及骨盆扭曲的问题。此外,即使是正确的姿势也不适合一直保持挺直腰杆,应该采取时而挺直、时而放松的姿势,以免造成肌肉僵硬。

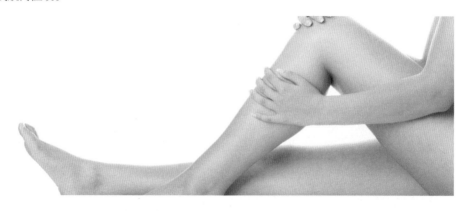

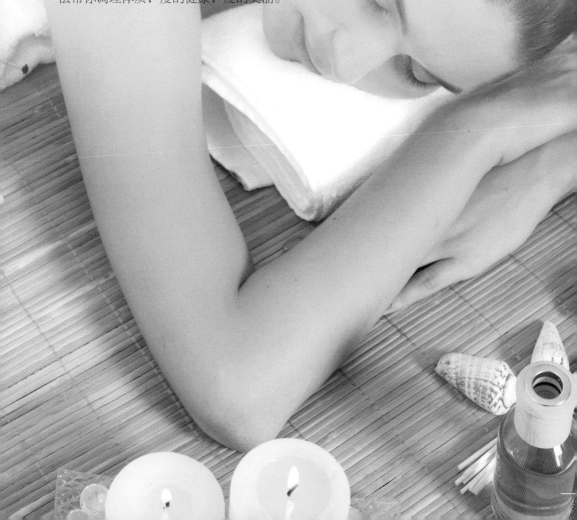

第四章

医学减肥科学瘦，
帮助高效不反弹

　　在我们现在的生活中，有很多美食在向我们招手，有太多有趣的东西在吸引我们，这些都容易挑起大家的"懒筋"，导致我们发胖。因此，有些女性为了保持身体的苗条而选择节食减肥，殊不知这是非常伤害身体健康的方式。

　　本章教你从中医的角度看待发胖问题，用按摩、艾灸、刮痧等这些绿色自然疗法帮你调理体质，瘦的健康，瘦的美丽。

中医：助减脂一臂之力

| 中医的分型减肥法

中医减肥其实可以将胖人分类，不同类型的肥胖，有不同的处理方法，分型减肥更有效。要想减肥更有效，可根据中医理念，先找准自己的"型号"。

● "黄胖子"多做运动

有一类胖子很能吃，但常浑身无力，容易疲乏出汗，经常便秘腹胀。她们有共同特征：面色萎黄或淡白，唇色淡白，身上的肉非常松弛，乳房松松，头发不太有光泽，平时不太爱说话，说话声音比较低、不洪亮，因而叫"黄胖子"或"松胖子"。

如果你是气虚体质的胖子，那你可能是一个软绵绵、懒洋洋的胖子。气虚体质的人适合散步、慢跑及舞蹈等运动；也适宜练八段锦、五禽戏等中医养生功。运动的量一开始时较小，以后逐渐加大。

气虚体质的人可以多吃粳米、牛肉、鸡肉、鳝鱼、红枣、樱桃、葡萄、花生等有利于补气、健脾养胃的食物；少吃生冷苦寒、辛辣燥热等食物，避免难以消化的食品以及饮食过于滋腻。

● "白胖子"多晒晒太阳

"喝凉水都长胖"说的就是这类人了，她们皮肤很白，特别怕冷，以女性多见，月经初潮来得晚、经期长、痛经、不易怀孕的女性更为多见。因有白、肿、胀的特征，可归纳为"白胖子"，属于阳虚型。

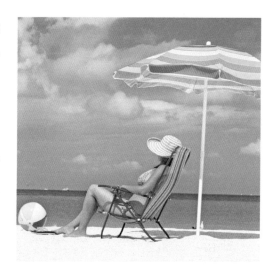

怕冷的"白胖子"最好选在傍晚的时候运动。一是可以多晒晒太阳，二是也不会因此被阳光灼伤，建议优先选择有氧运动项目进行锻炼，如跑步、游泳、骑自行车等，这类运动可最大程度上减少对膝盖的伤害，有益身体可持续运动。在饮食上可适当煮些薏仁、红豆、淮山药等祛除体内湿气的食物，同时切忌油腻。

● "黑胖子"适合针灸减肥

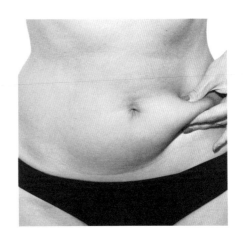

　　"黑胖子"给人的直观感受是体形肥胖，腹部满满，皮肤油腻粗糙、易生痤疮，多汗且黏，容易困倦，爱吃甜食，多属痰瘀体质。

　　中医理论体系中没有"脂肪"之说，体内多余的就是痰湿或瘀血，淤积的时间久了，会溶在血液里，让你的血管变硬，血液黏稠度增加，血脂偏高，这便是"痰瘀"。

　　如果你是痰湿体质的胖子，那么你可能腰粗肚圆屁股大，步伐沉重，不爱动弹。想减肥首先要做的就是健脾利湿、祛痰化浊。饮食上首先要杜绝甜食、戒酒，且最忌暴饮暴食和进食速度过快。常吃味淡性温的食品，多吃些蔬菜、水果，尤其是一些具有健脾利湿、化瘀祛痰的食物。可以适当多吃些白萝卜、山药、薏苡仁、牛肉、羊肉、鲢鱼、柠檬、樱桃等。少吃饴糖、石榴、柚子、枇杷、砂糖等。

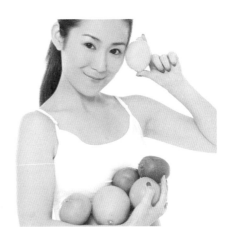

　　这种胖子最容易发生严重的心脑血管疾病，要定期体检，特别警惕胸前区的胸闷症状。重视减压，压力不减，运动效果也不会好。"黑胖子"是所有减肥类型中最适合针灸的。

● "红胖子"可以不减肥

　　"红胖子"们皮肤白里透红，很有光泽。这种人虽然胖，但体态匀称丰腴，脂肪分布比较均一，四肢粗，肚子虽偏大但不夸张。他们胃火旺，但脾脏功能正常，能吃又能化。

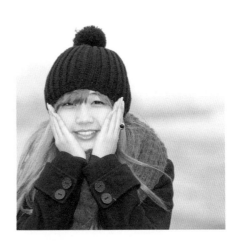

　　"红胖子"以青少年多见，多属于健康的胖子。一般来说，若腰围没超标，身体健康，即使体重超重或为轻度肥胖，也不用担心。因为内脏脂肪和腹部脂肪危害最大，而"红胖子"多是四肢粗壮。

● 其他体质的减肥方

湿热体质

湿热体质特征是面垢油光，多有痤疮粉刺，常感口干口苦，眼睛红赤，性情急躁、容易发怒。

如果你是湿热体质，那么你不但体形肥胖，而且面垢油光，一脸痤疮。如果能够清热化湿，分消走泄，那么减肥祛痘便会一举两得。少吃油腻食品、甜味品，保持良好的消化功能，避免水湿内停或湿从外入。湿热体质的人适合做大强度、大运动量的锻炼，如游泳、爬山等，可以消耗体内多余的热量，排泄多余的水分，达到清热除湿的目的。

可以多吃绿豆、黄瓜等排毒清热的食物。尽量不要吃油脂含量很高的各种油炸、油煎食物，以及胡椒、辣椒、花椒、水煮鱼、羊肉串等辛辣助热的食物。

平和体质

平和体质特征是体态匀称、健壮，性格随和开朗。

这类人是最健康的，不过一旦发胖，就是全身均匀的胖，或者说壮实。身体处于平衡状态，自然也就难以减肥了。应该调整运动状态，一般来说，一个人每天需要半小时的运动量，而以有氧运动为宜。对于"壮实"的女人，平时多做一些形体运动，拉伸一下筋骨是有利于曲线的。

寒性体质

寒性体质特征是下身水肿，手脚冰凉，肠胃不好，容易拉肚子。

寒性体质的胖子，可多泡热水澡，加快血液循环，消除水肿。多吃温辣的食物，如生姜、胡椒等，这些食物对身体的加温是有很大帮助的。寒性体质的人，肠胃一般不太好，吃生冷的东西容易拉肚子，所以要学会拒绝生冷食物。可在饭前喝酸性的果汁，这可以促进我们的肠胃蠕动，其中的膳食纤维还能吸附肠内多余的脂肪和加快体内废物的排出。

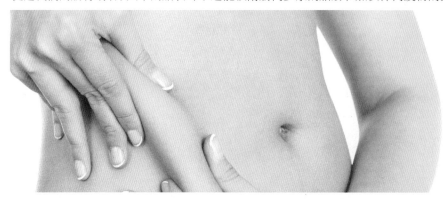

针灸，扎出来的"享瘦"

在运动、节食、中医、手术、偏方等减肥方式中，有一些人或选择中医。而当人们决定求助于减肥机构时，中医减肥美容机构却又变成了各种减肥机构的首选。

针灸作为中医减肥机构的首推方法，人们对它既信任、抱有希望，又充满了不了解和畏惧，针灸适合什么人？会不会很痛？效果如何？有没有不良反应？

● 针灸为什么能减肥？

中医认为，肥胖病的内在原因主要是脾、胃、肾三大脏腑功能失调所致，清浊不分、痰湿不化，导致脾虚、痰湿、湿热、气虚、气滞、血瘀、肾虚互相转化或夹杂出现。针灸减肥就是利用经络原理，通过刺激穴位，调节脾、胃、肾三大脏腑功能，升清降浊，从而达到减肥效果。简言之，针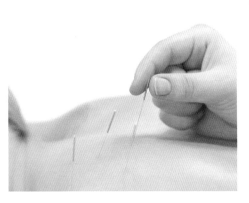灸减肥的原理主要是通过刺激穴位，调理脏腑，使脾胃肾脏功能恢复正常，从而减轻体重。

从现代医学角度讲，针灸可以抑制食欲，调整患者的饮食需求，而且可以促进脂肪代谢，调整患者糖、蛋白质、脂肪的代谢平衡。具体地讲，针灸减肥主要通过三方面起效，一是调整患者的胃肠功能，减少饥饿感，抑制食欲，吃得少了；二是改善肠道功能，加快肠道蠕动，增加排泄，而且能增加新陈代谢的速度，加快体内脂肪燃烧；三是改善内分泌系统，促进脂肪分解。

● 针灸减肥，我适合吗？

针灸减肥适宜人群

（1）多为软脂肪块的人士及软脂肪块部位

相对于硬脂肪块来说，针灸减肥更适合减少软脂肪块。脂肪的软硬，触摸可知。

（2）全身肥胖及腹部局部肥胖者

腹部是脾胃经之处，对此调节为主的针灸减肥法，对腹部的减肥效果最显著。

（3）单纯性肥胖者

单纯性肥胖者，体质较好，发胖原因单一，针灸减肥效果更佳。

20 岁以前，人体生长发育尚未完全稳定，所以 20 岁以前采用针灸减肥，治疗效果不一定理想。且 20 岁以前就肥胖的人，大多是自幼过食或遗传因素使体内脂肪细胞增多而造成的，这种肥胖属于体质性肥胖，针灸减肥效果一般稍差。有时虽然减肥有效，但由于年轻人肌肉骨骼还在进一步成长完善，因此体重不一定明显下降。

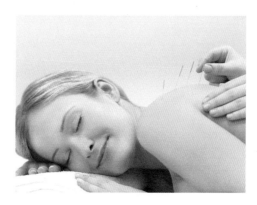

针灸减肥的机理在于调整代谢功能。20 ~ 50 岁之间的中青年人，由于生理变化要经过一个较长的好动到不好动的过程，每天能量消耗也由多变少，极易产生肥胖。但在这个阶段，人体各方面的功能较健全，故针灸治疗较易减肥成功。

● 针灸痛苦吗？

做过针灸的人都知道，针在刺入皮肤时有种像被蚊子叮一下的感觉，而且不同部位感觉不一样。如在腹部扎针几乎无痛感，单四肢部位疼痛感强一点。另外，一些对疼痛特别敏感的人，医生会寻找对疼痛不敏感的进针点进行针刺。因此，针灸减肥在有经验的医生操作下，一般人都能够接受。

针灸减肥一般不会出现不良反应或并发其他疾病，加之现在使用的工具都是一次性的，也不会传染疾病。而且，在减肥的同时，针灸还可以改善肥胖伴发的一些疾病，如便秘、高脂血症、高血压等。

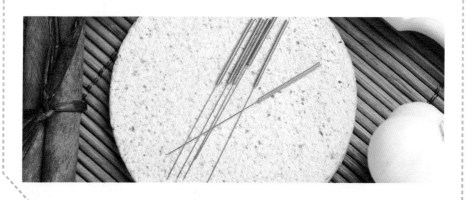

● 减肥进行中要注意些什么？

不宜节食

要适当控制饮食但不可以过度节食。实际上，针灸减肥时，患者食欲会下降，不再饥不择食，食量逐渐减少，代谢及排便会增加，体重降低。而在停止治疗后，要坚持合理饮食，才能保持体重不反弹，否则还是可能会反弹。

调整体重

在针灸减肥过程中，如果出现食欲减少，大小便次数增多，都属于正常现象。因为通过针灸治疗，体内的内在功能不断得到调整，促使新陈代谢加快，能量不断消耗。直到体重重新建立平衡，这些症状就会消失。

良好习惯

生活方式不正确的肥胖者，要注意改变饮食习惯，如少食甜食、细嚼慢咽，要纠正久坐、体力活动少的生活习惯，保持大便通畅。

坚持到底

减肥是对一个人意志和毅力的考验，若抱着一蹴而就的心态，或者三天打鱼、两天晒网，肯定不会成功。因此，只有坚持治疗，方能达到满意效果。

安全优先

在针灸过程中，患者如果出现眩晕、疼痛、恶心等症状，属于情绪紧张、过度饥饿、劳累等引起的晕针现象，应立即告诉医生，中断治疗，防止发生危险。另外，针灸减肥的效果与季节、气候都有关系。通常春夏见效较快，秋冬见效较慢。这是因为，春夏两季，人体新陈代谢功能旺盛，排泄自然就通畅，有利于减肥。此外，针灸减肥最好到正规医院进行，因为正规医院可做到无菌操作，能有效防止交叉感染。

持续运动

适当增加活动量，每天有氧运动不少于1小时，每周不少于3次，可以选择快走、跑步、跳绳、打球、游泳等方式，而且运动要持之以恒。

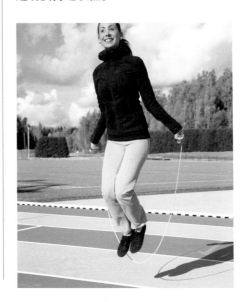

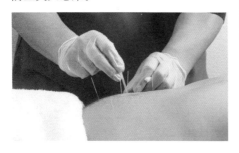

● 针灸减肥误区

误区一：针扎得越多越好

很多美容院、减肥中心一扎就扎三十、四十针，顾客也认为针扎得越多效果就越好。其实针灸是需要专业知识的，它有章有法，注重选穴，对减肥真正有作用的只有十几个穴位，别的扎来也没用，若是不小心扎错了，可能还会带来不好的后果。

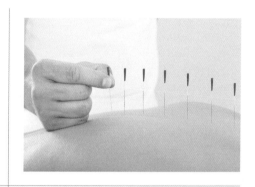

误区二：针灸容易感染

针灸用的针都很细小，对皮肤来说，一般的针灸都是极小的创伤，正常人的机体修复一般很快，如不是因为其他破损感染，除非是贴了嵌针（耳针一种）须注意避水外，其他针对日常生活几乎没有影响，洗澡、游泳都不成问题。

误区三：贴耳针时不能洗头

贴耳针时不是不能洗头，而是要注意尽量不要沾湿耳朵。一般耳针之所以不能湿水是怕胶布失去黏性，若是嵌针，则需要避水，因此可以试着戴上耳套再洗头。

误区四：针灸减肥一劳永逸

针灸减肥是对机体的调整，是需要在反复治疗、不断强化中建立一个新的状态。医生建议，一般需要坚持3个月以上的密集和轻度治疗（特别肥胖的则需要半年至1年），是一个慢慢调整的过程，当疗程停止后，体重基本上能保持1～3年的正常水平。

● 影响针灸减肥效果的因素主要有以下4个方面：

（1）**年龄**：年龄在20～50岁之间的肥胖者，针灸减肥效果理想，年纪轻的减肥效果比年纪大的要好。

（2）**肥胖程度**：越重的效果越明显，但最终还是轻度和中度肥胖的效果较好。

（3）**饮食控制和运动配合**：合理饮食和恰当的运动是针灸减肥的必要条件。

（4）**是否服用过减肥药**：近期内吃过减肥药的肥胖者，针灸治疗疗效较差，而且起效较慢，这可能是因为减肥药对肝肾功能有一定的损害，影响了脂肪的代谢。

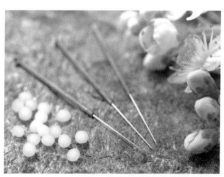

精油按摩消疲燃脂

精油能减肥吗？当然，减肥精油能够促进人体的血液循环，促进人体的新陈代谢，同时还具有非常好的排毒功效，有助于人体排毒燃脂减肥。可以选择滴几滴的减肥精油配合按摩，舒缓神经的同时轻松瘦出迷人身材。

● 最佳减肥精油

（1）**当归油**——能有效地改善淋巴系统，将生病时积累在体内的毒素排除。也可用于清除体内的水潴留和毒素问题，消除水肿，刺激皮肤出汗。

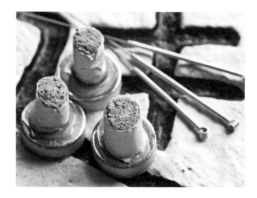

（2）**天竺葵油**——天竺葵气味十分强烈，适用于按摩、洗澡，或者做精油SPA时使用，可以维持你长期的体香。天竺葵油可以清除身体内的毒素，有良好的利尿作用，帮助你排出身体内多余的水分。还能促进肝和肾的活动，增强免疫功能，促进淋巴循环。

（3）**葡萄柚油**——提神醒脑，恢复体力，促进淋巴循环，有助于控制体内的水分平衡，减少体液潴留，增加尿量，消除水肿。

（4）**黑胡椒油**——如果胃消化功能不好，而且经常便秘，可以使用黑胡椒油。它可以有效地增强肠胃功能，并帮助恢复肠道的活力，促进肠道蠕动，对排毒瘦身非常有利。

（5）**茴香油**——茴香油具有良好的排毒解毒的功效，当我们吃得太多时，茴香油可以帮助我们清理肠胃，清洁身体。茴香油还有一个很好的功效，它可以消除昆虫叮咬留下的毒液。

（6）**杜松油**——杜松油被认为与鱼肝油有相同的功效，可以促进肝脏的解毒作用，也有助于清理小肠，但是它并不适用于防止暴饮暴食。

（7）**柠檬油**——柠檬油被称为身体的清道夫，它能够有效地帮助身体排除毒素；还可以增强肝、肾功能，促进血液循环和加快新陈代谢，有助于加快减肥速度。

（8）**桧木油**——散发着阵阵芬芳的苍松翠柏油，能够调节水平衡，调理身体。不仅能加快脂肪的燃烧，桧木油对鼻炎等呼吸道疾病也有很好的效果。

● 精油按摩穴位减肥

使用精油按摩穴位：倒 10 ~ 20 滴精油于掌心抹于腹部，并按摩腹部。

穴位一：中脘穴，腹部正中线肚脐以上大约 4 寸处。

穴位二：水分穴，腹部正中线肚脐以上大约 1 寸处。按摩水分穴有助于排除体内多余的水分，避免水肿，并且可以帮助肠胃蠕动、锻炼腹肌，避免小腹突出。

穴位三：气海穴，腹部正中线肚脐以下大约 1.5 寸处。

穴位四：关元穴，腹部正中线肚脐以下大约 3 寸处。按摩气海、关元穴能有效抑制食欲，有利于腹部脂肪均匀分布。

穴位五：水道穴，肚脐以下大约 3 寸处，关元穴左右两侧各向两旁大约 2 寸处。

穴位六：天枢穴，肚脐左右两侧各向两旁大约 2 寸处，以左天枢穴为重点。按摩天枢穴可以帮助消化、排气，促进肠胃蠕动、废物排泄，当然更有利于消除小腹赘肉。

● 按摩手法

手法 1：指按法

用手指着力于体表穴位上，逐渐用力下压，按压的轻重应以手指感觉到脉搏跳动，且被按摩的部位不感觉疼痛为宜。

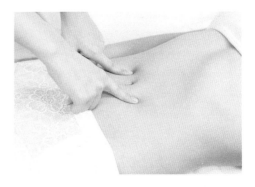

手法 2：波浪推压法

两手手指并拢，自然伸直，左手手掌放在右手手背上，右手掌和手指平贴皮肤，用力向后压，一推一回，由上而下慢慢移动。

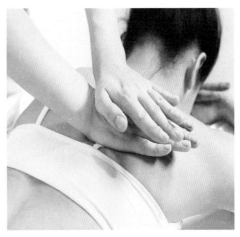

● 精油按摩局部减肥

瘦小腹

配方：基础油 10 毫升 + 胡萝卜籽 3 滴 +
月桂 3 滴 + 蓝甘菊 3 滴，若是子宫或是
肠胃不佳的人，还可以增加玫瑰、生姜
以及甜橙等精油。

方法：可以往上以螺旋方式拍打小腹，
之后使用手掌按摩腹部即可。往上拍打
时力量要小，否则原本子宫有问题的人
情况会加重。也可以用左右揉搓的方式，
直到按摩的部位发热为止。

注意：尽量避免饭前饭后 1 小时按摩，
以免造成胃下垂。

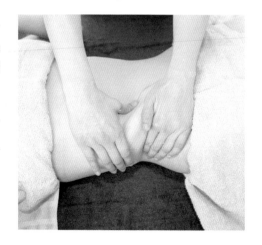

瘦大腿

配方：东方女性大多属于梨形身材，下
半身特别容易水肿，建议基础油 10 毫升
+ 蓝甘菊 3 滴 + 冬青 2 滴 + 丝柏 3 滴。

方法：按摩时可将大腿肉往上推，或是
以空心状手掌拍打，或以手揉捏赘肉，
至于大腿后面较难处理的赘肉，只要往
上提推即可。

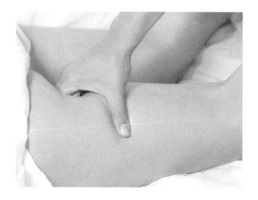

瘦手臂

配方：手臂是淋巴结汇聚之处，只要是
减肥后期运动量不佳或新陈代谢不佳的
人，都容易有赘肉堆积。以基础油 10 毫
升 + 月桂 3 滴 + 柠檬精油 3 滴。

方法：将精油涂在手臂上，然后手掌拍
打手臂直到泛红为止。

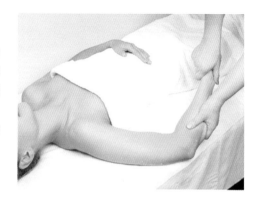

消除臀部浮肉

配方：基础油 10 毫升，丝柏、杜松莓、葡萄柚、天竺葵各 3 滴。

方法：将精油涂抹于有浮肉的部位，手掌贴住臀部，由上往下按摩。双手支撑下臀，沿弧度曲线向上按摩。用手捏往臀部下方的皮下脂肪，上下滑动式的按摩。

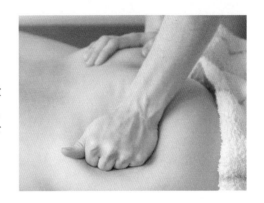

● 精油减肥注意事项

精油减肥注意事项

（1）一小瓶精油是从大量植物中萃取出来的，所以可想而知，浓度也会比较高，那么在使用精油的过程中我们就不能够直接将精油涂抹在皮肤上，因为这样会刺激到皮肤，造成不利的影响。在使用之前应该用精油中的基础油进行稀释，这样用起来就万无一失。

（2）精油的种类要分清楚，有些精油是属于光敏性精油，不能见光，如果白天涂抹在皮肤上外出，容易让皮肤变黑，甚至会造成严重的皮肤疾病。如像柑橘类精油就是属于光敏性比较强的，适宜于晚上的时候用，这个千万不能疏忽！

（3）精油再好，也不是适合每个人的，年龄太小的女生和哺乳期的妇女不适合使用精油，因为这样会打乱她们的内分泌系统，不利于身体健康。

（4）单一配方的精油要和其他精油交替使用效果会比较好，而且同一种类的精油最好不要单独使用超过 3 个月。可以经常换换种类，因为我们的身体也会对同种类的精油麻木或反应迟钝，以致效果不佳。

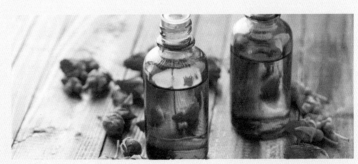

| 拔罐减肥的魅力

试过了运动和饮食减肥后，女孩们可能会希望换种方法突破一下减肥瓶颈。中医拔罐减肥已经拥有几千年历史了，这种减肥方法健康而安全。下面我们就一起来领略一下拔罐的魅力吧！

拔罐能有效减肥吗？

通过拔罐用强大的吸引力使汗毛孔充分张开，汗腺和皮脂腺功能受到刺激而加强皮肤表层衰老细胞脱落，从而使体内毒素、废物加速排出！通过对局部部位的吸拔，能疏通经络，平衡气血，调整内分泌，改善消化功能，使机体新陈代谢加快以及脂肪消耗增加，既可减去体表脂肪又可减去体内深层多余脂肪，从而达到安全、有效、不伤害身体的快速减肥目的。但减肥是一个大工程，需长期坚持，并没有什么一蹴而就的方法。

● 火罐可随意拔吗？

火罐不是可以随意拔的。中医认为，拔罐不但具有温经通络、祛风散寒、行气活血、消肿止痛等作用，也有清热泻火的功效。拔罐手法很多，不同的拔罐法具有不同的作用。如留罐法以祛寒作用为主，闪火法以祛风为主，走罐法以活血通络为主，多罐法以泻实祛湿作用为主等。

应该要注意的是拔火罐最好用95%的乙醇棉球点火，点燃之前，要检查棉球的干湿度，太干火力不足，太湿乙醇棉球下滑（可将湿乙醇棉球挤一挤或甩一甩）。尽量不要让燃着的棉球碰到罐口，以免烫伤或烧伤皮肤。其次，拔罐前要检查罐子是否完整，有无裂缝，罐口是否平整无缺。

要根据所拔部位的面积大小选择适宜的罐，像宽阔而肌肉丰厚的背部、大腿处，可以使用中、大罐，而小腿、手臂和颈肩部则适宜用小罐。拔罐时罐口要对准拔罐的部位。

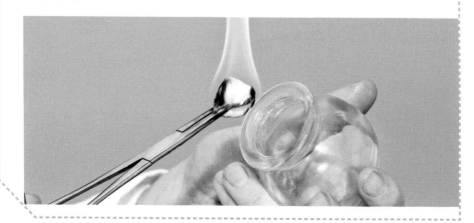

● 拔火罐疼吗？

一般是不怎么疼痛的，走罐会有些疼痛，但大都能忍受。感觉拔罐疼有以下几点原因：一是患者本身对疼痛比较敏感，或精神过度紧张；二是拔火罐的医生技术不熟练，拔得过多、过密且时间过长；三是起罐时生拉硬拽或旋动罐子。

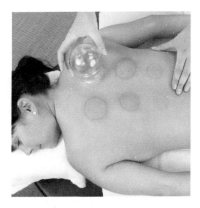

● 拔罐减肥对皮肤会有什么伤害？

现在普遍使用的是竹罐、陶瓷罐、玻璃罐3种。金属罐因导热快、太笨重，目前已被淘汰。至于新型罐具则分为电热罐、磁疗罐、激光罐、离子渗入罐等多种，但这些罐具因造价高，使用复杂，目前仅限于少数医疗部门使用，未能全面普及推广。

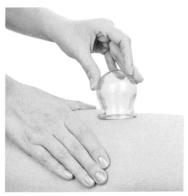

拔罐减肥对皮肤会不会伤害，首先要弄清楚使用的是什么罐子，因为有的罐子吸附力太强，或罐口毛躁不平，就容易损伤皮肤。还有，火候太大、拔罐时间太长、操作者起罐方法不对，包括乙醇滴落燃烧等，也容易损伤皮肤。另外，没有掌握好适应证以及禁忌证，如凝血机制不好有自发性出血倾向或损伤后出血不止者，皮肤严重过敏或皮肤患有疥疮以及传染性疾病者，这些患者盲目拔罐，尤其是走罐，很容易对皮肤造成伤害。

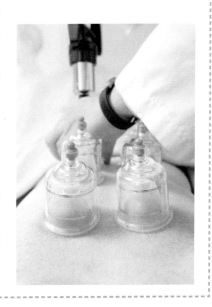

● 拔罐减肥适合哪些人？

拔罐减肥对20～50岁的中青年肥胖者效果较好。这个年龄段，人体发育比较成熟，各种功能也比较健全，通过拔罐治疗，比较容易调整机体的代谢功能，促进脂肪分解，达到减肥的效果。20岁以下的肥胖者拔罐减肥应慎重，因为这个时期皮肤比较娇嫩。

● 下面几类人不适合拔罐减肥

（1）患有贫血、心脏病、高血压等疾病不宜拔罐减肥。

（2）患有皮肤过敏、皮肤病、局部皮损等患者不宜拔罐减肥。

（3）女性月经期、孕期不宜拔罐减肥。

（4）高热、抽搐、痉挛等患者不宜拔罐减肥。

（5）身体过于虚弱、皮肤没有弹力等患者不宜拔罐减肥。

（6）凝血机制不好，有自发性出血倾向或损伤后出血不止的患者不宜拔罐减肥。

（7）醉酒、饱腹、空腹、过渴、过劳者不宜拔罐减肥。

● 拔罐减肥有哪些误区？

拔火罐之后马上洗澡

很多爱在浴池洗澡的人常说"火罐和洗澡，一个也少不了。"确实，温热的洗澡水和温热的火罐，洗完再拔，拔完再洗，想想都舒服。可是这顺序还真要注意，可以洗完澡后再拔罐，但是绝对不能在拔罐之后马上洗澡。

拔火罐后，皮肤属于一种被伤害的状态，非常的脆弱，这个时候洗澡很容易导致皮肤破损、发炎。如果是洗冷水澡的话，由于皮肤处于一种毛孔张开的状态，很容易受凉。所以拔火罐后一定不能马上洗澡。

拔罐时间越长效果越好

不少人说火罐这一拔最少要半个小时，有的人认为拔出水疱来才能体现拔火罐的效果，尤其以一些老人持这样的观点比较多。而拔火罐真的是时间越长越好吗？

拔火罐根据火罐大小、材质、负压的力度各有不同，但是一般以从点上火闪完到起罐不超过 10 分钟为宜。因为火罐的主要原理在于负压而不在于时间，如果说在负压很大的情况下拔罐时间过长直到拔出水疱，这样不但会伤害到皮肤，还可能会引起皮肤感染。

同一位置反复拔

一次不行拔两次，同一个位置，反复地拔，就不信这火罐拔得没效果。大有种"世上无难症，只怕有心人"的决心。其实，这样做也是不行的。

简单穴位按摩减肥法

| 瘦腰

　　腰部臃肿肥胖，会十分影响女性的整体美观。平常在办公室的女性们，腰部又是很少活动到的部位，久坐之后容易堆积脂肪。如果对经络、穴位、肌肉进行正确的刺激，可以逐渐达到消除腰部肥胖的目的。

●穴位定位

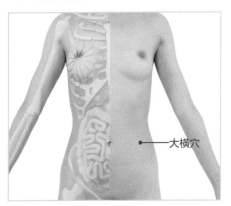

大横穴： 位于腹中部，距脐中 4 寸。

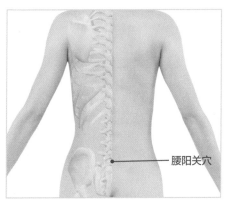

腰阳关穴： 位于腰部，当后正中线上，第四腰椎棘突下凹陷中。

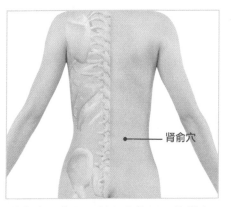

肾俞穴： 位于腰部，当第二腰椎棘突下，旁开 1.5 寸。

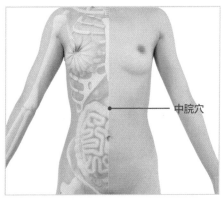

中脘穴： 位于上腹部，前正中线上，当脐中上 4 寸。

●操作方法

Step 1. 按揉大横穴

用拇指按揉大横穴，适当按揉1分钟，以酸胀为佳。

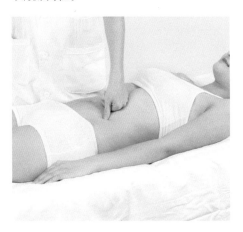

Step 2. 点揉腰阳关穴

将食指和中指指腹放在腰阳关穴上，适当点揉1分钟，以酸胀为佳。

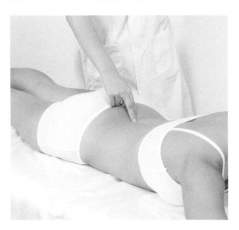

Step 3. 点揉肾俞穴

将拇指指腹放在肾俞穴上，适当点揉1分钟，以酸胀为佳。

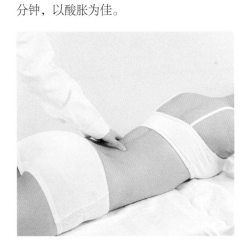

Step 4. 按揉中脘穴

用食指和中指指腹按揉中脘穴3～5分钟，可长期按摩。

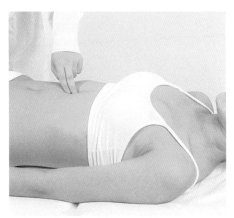

| 小腹

上班族每天从早忙到晚，根本无暇顾及运动，加班熬夜、饮食不规律，身材也开始变化了。坐久了，偶然一低头，可能会被凸出的小腹吓到。苗条的身形是青春的通行证，不要让突出的小腹成了你年龄的负累，赶快行动起来减掉你小腹上多余的赘肉，与大腹婆说再见。下面介绍一些省钱、省力又省时的方法让大家摆脱小腹上脂肪的困扰。

●穴位定位

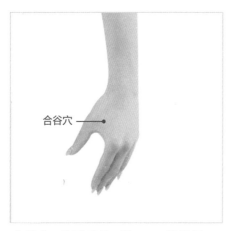

合谷穴： 位于手背，第一、二掌骨间，当第二掌骨桡侧的中点处。

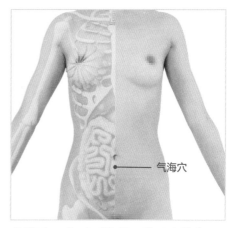

气海穴： 位于下腹部，前正中线上，当脐中下 1.5 寸。

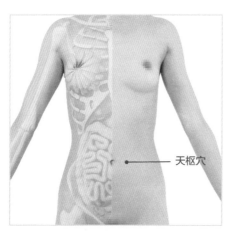

天枢穴： 位于腹中部，距脐中 2 寸。

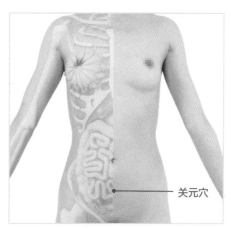

关元穴： 位于下腹部，前正中线上，当脐中下 3 寸。

●操作方法

Step1. 按压合谷穴

将拇指放于合谷穴上，用力按揉3～5分钟，以有酸胀感为佳。

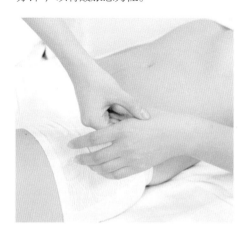

Step2. 掌按气海穴

用手掌根部推揉气海穴100～200次，每天坚持。

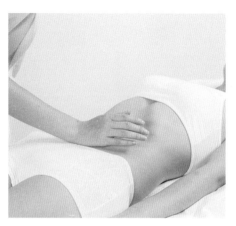

Step3. 指按天枢穴

用拇指指腹按揉天枢穴1～3分钟，长期按摩，可改善便秘、消化不良等症状。

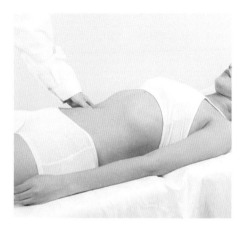

Step4. 掌按关元穴

用手掌根部推揉关元穴2～3分钟，以有酸胀感为佳。

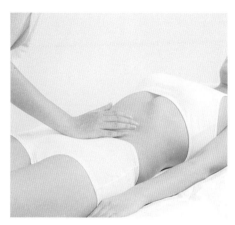

| 翘臀

越来越多的职业女性由于工作繁忙，常常坐一整天，臀部肌肉长期处于放松并被挤压状态，缺少运动，使得臀部肌肉无韧性，变得松弛、下垂。中医穴位按摩美臀最简单的一点是，随时随地都可以按，完全不受时间、空间限制。其原理是：在臀部利用胆经"环跳穴"的穴位按压，增强臀部肌肉力量，加强臀部脂肪代谢，起到瘦臀翘臀效果。

●穴位定位

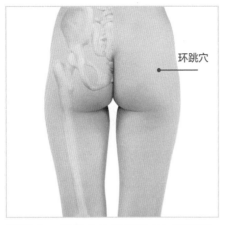

环跳穴： 股骨大转子最高点与骶管裂孔连线的外 1/3 与中 1/3 交点处。

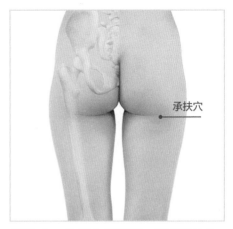

承扶穴： 位于大腿后面，臀下横纹的中点。

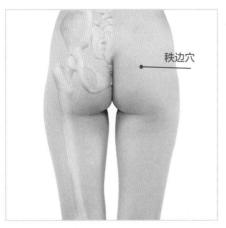

秩边穴： 位于臀部，平第四骶后孔，骶正中嵴旁开 3 寸。

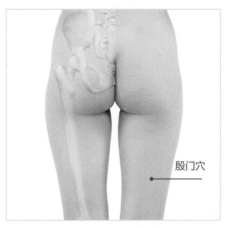

殷门穴： 位于大腿后面，当承扶与委中的连线上，承扶下 6 寸。

●操作方法

Step 1. 掌擦环跳穴

用手掌大鱼际擦按环跳穴 5 ~ 10 分钟，
促进臀部脂肪代谢，防止臀部下垂。

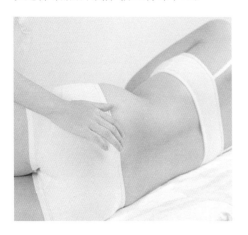

Step 2. 按揉承扶穴

用拇指按揉或弹拨承扶穴 100 ~ 200 次，
以有酸胀感为佳，每天坚持。

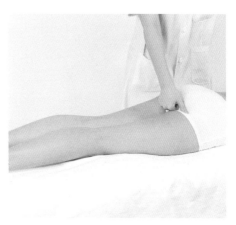

Step 3. 指按秩边穴

用食指指腹按揉秩边穴 100 ~ 200 次，
以有酸胀感为佳，每天坚持。

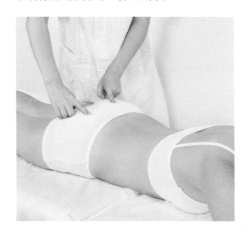

Step 4. 按揉殷门穴

用拇指按揉殷门穴 100 ~ 200 次，以有
酸胀感为佳，每天坚持，消肿瘦臀、瘦腿。

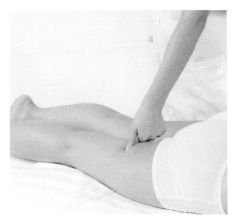

| 大腿

　　夏天，对大腿肥胖的女性可谓是一场噩梦，在日益流行火辣短裙的今天，肥胖的大腿真的羞于见人，瘦身牛仔裤套在肥腿上也总给人要撑破的感觉。望腿兴叹的同时，我们不禁自问：怎样能把日积月累的萝卜腿瘦掉？下面是一些瘦腿心经，只要坚持，瘦腿看得见。

●穴位定位

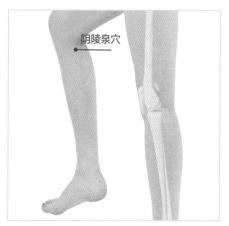

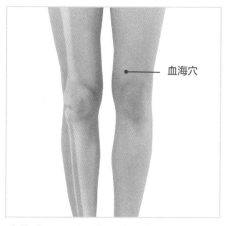

阴陵泉穴：位于小腿内侧，胫骨内侧髁下方与胫骨内侧缘之间的凹陷处。

血海穴：屈膝，位于大腿内侧，髌底内侧端上2寸，当股四头肌内侧头隆起处。

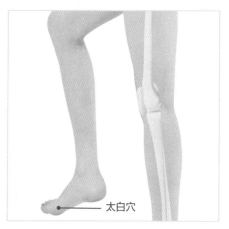

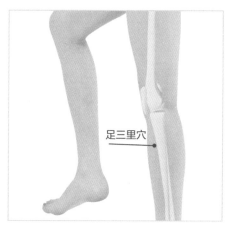

太白穴：位于足内侧缘，当足大趾本节（第一跖趾关节）后下方赤白肉际凹陷处。

足三里穴：位于小腿前外侧，当犊鼻下3寸，距胫骨前缘一横指（中指）。

●操作方法

Step 1. 按揉阴陵泉穴
用拇指指腹按揉阴陵泉穴100～200次，以有酸胀感为佳，每天坚持。

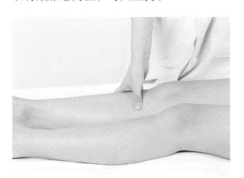

Step 2. 按揉血海穴
用拇指指腹按揉血海穴100～200次，每天坚持，帮助双腿通气血，消除胀痛感。

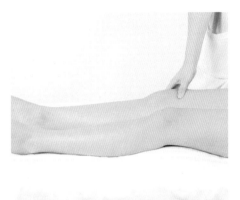

Step 3. 掐揉太白穴
用拇指指尖用力掐揉太白穴100～200次，以有刺痛感为佳，每天坚持。

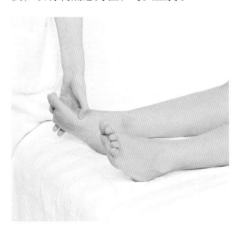

Step 4. 指推足三里穴
用拇指指腹推按足三里穴1～3分钟，以有酸胀感为佳，每天坚持。

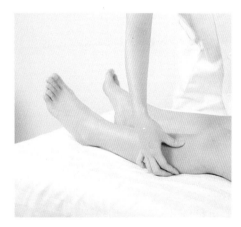

| 小腿

　　东方人的体质比较容易形成萝卜腿，很多美女们都是大腿过细，小腿过粗，全身的协调都因为小腿的发达而受到了影响，夏季连裙子也不敢问津。小腿主要是由骨骼、肌肉组成的，皮下脂肪并不多。而萝卜腿的成因是小腿的肌肉过于发达或肥大所致，中医认为是由于胆经不通畅，体内毒素沉积在小腿而成。

●穴位定位

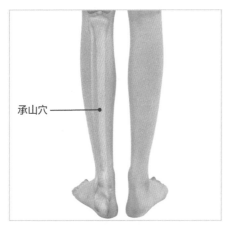

承山穴：位于小腿后面正中，委中与昆仑之间。

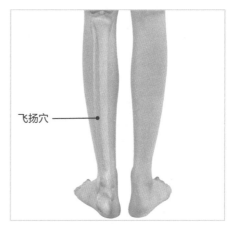

飞扬穴：位于小腿后面，当外踝后，昆仑穴直上7寸，承山外下方1寸处。

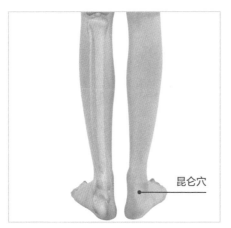

昆仑穴：位于足部外踝后方，当外踝尖与跟腱之间的凹陷处。

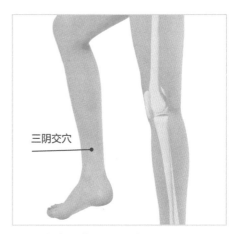

三阴交穴：位于小腿内侧，当足内踝尖上3寸，胫骨内侧缘后方。

●操作方法

Step 1. 按揉承山穴

用拇指按揉或弹拨承山穴100~200次，每天坚持，能迅速改善小腿水肿。

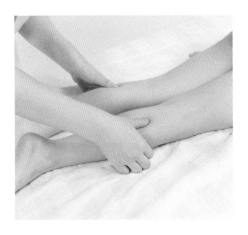

Step 2. 按揉飞扬穴

用拇指指腹按揉飞扬穴100~200次，每天坚持，能促进双腿的血液循环和淋巴排毒。

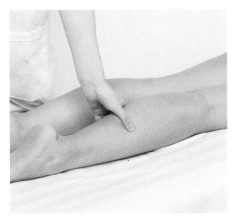

Step 3. 按揉昆仑穴

用拇指指腹按揉昆仑穴100~200次，每天坚持，能让小腿看起来更加紧实。

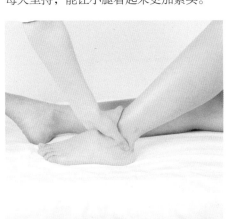

Step 4. 按揉三阴交穴

用拇指指腹按揉三阴交穴100~200次，以有酸胀感为佳，每天坚持。

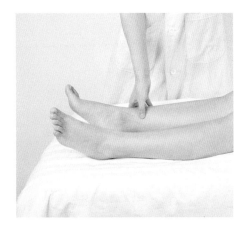

打造无毒瘦身体质

| 告别水肿，让身体更轻盈

许多人看见自己的体重数字不断增加，心里发愁，嘴上嚷嚷要减肥，但一直不行动。减肥很难迈出第一步的主要原因是觉得减肥很困难，正所谓"长肉容易甩肉难"。其实真正导致不断增重的是水分而不是脂肪，只要有行动，水分很容易减掉。你对减肥信心大增了吗？

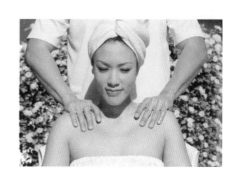

原因大起底： 现代都市人不良生活习惯包括：缺乏运动、久居空调屋、食荤多于食素。这些不良生活习惯导致脾胃无法运化水湿，肾脏无法代谢水湿，湿气和浊气在体内积聚，形成水钠潴留。这种情况下的肥胖，大多有水肿、皮肤松弛等表现，而且体重上升快。好在这样的肥胖是能轻松消除的，只要排出体内湿浊之气，体重很快就能降下来，继续强健脾胃和肾脏功能，水湿难再滞留，肥胖也不会反弹了。

目标人群： 水肿导致肥胖者

作用： 排出体内水湿，增强新陈代谢，消除身体水肿

按摩目的： 告别水肿，还身体轻盈

建议时间： 7 分钟

按摩取穴		
穴位	定位	功效
大横	属脾经，位于腹中部，距脐中 4 寸	利水祛湿，刺激肠胃，有效排除体内多余水分，促进体内脂肪和废弃物的代谢
阴陵泉	属脾经，位于小腿内侧，胫骨内侧髁下方与胫骨内侧缘之间的凹陷处	缓解腹痛、小便不利、水肿
气海	属任脉，位于下腹部，前正中线上，当脐中下 1.5 寸	大补元气，补血填精，助消化，燃脂肪
关元	属任脉，位于下腹部，前正中线上，当脐中下 3 寸	固本培元、导赤通淋

●穴位大图

　　中医按摩排毒瘦身的常用穴位有：大横穴（有助减轻便秘与宿便造成的消化不良，以及腹部油脂肥厚、脂肪囤积状况严重的小腹凸出等现象）、阴陵泉穴（有利水消肿的功效）、气海穴（主要针对腰部以下肥胖、水肿，有助于排水、去脂和消肿）、关元穴（对女性经前期水肿有特效）。

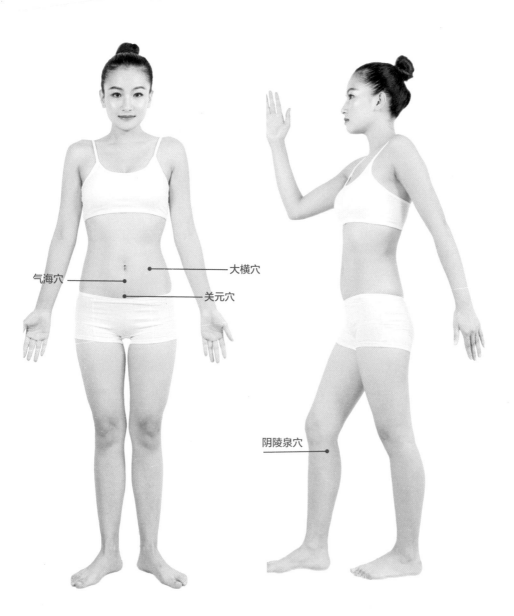

气海穴

大横穴

关元穴

阴陵泉穴

●操作方法

Step 1. 按揉大横穴

用拇指或食指按揉大横穴，适当按揉 1 分钟，以酸胀为佳。

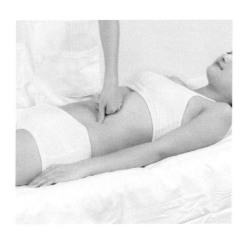

Step 2. 按压阴陵泉穴

用拇指指腹按压阴陵泉穴，另外四指环住小腿，每次按压持续 30 秒，连续按摩两次，以有酸胀感为佳。

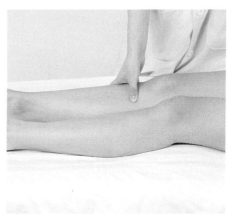

Step 3. 按揉气海穴

将拇指置于气海穴上，以个人能承受的力度慢慢按揉约 1 分钟，至发热为宜。

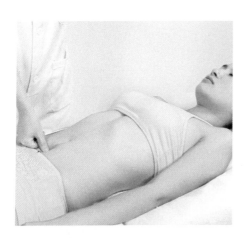

Step 4. 按压关元穴

用手掌小鱼际部分置于关元穴上，以个人能承受的力度按压关元穴，停留 7 ～ 8 秒之后慢慢松离。反复按压 2 分钟。

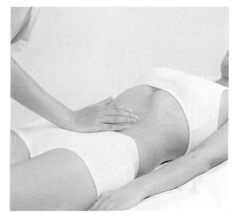

疏通淋巴系统，橘皮组织不再来

橘皮组织、水肿、体寒……许多女性都曾经或正在受这些问题的困扰。你可知道，这些平时生活中看似毫无关联的小毛病，都是淋巴疏通不畅导致的。尤其是橘皮组织，其实你身上本来也没有太多赘肉，但是因为可恶的淋巴堵塞，硬生生地给人肥肥的感觉。你还在等什么？是时候疏通淋巴系统，打败肥胖了。

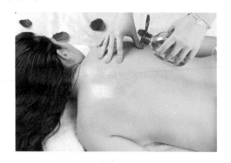

原因大起底：淋巴又被称为"白色的血液"，是体液的一种。人体通过血管的收缩舒张，将从食物中吸收的养分送到细胞。淋巴管与血管并行，担任回收体内老旧废物、多余水分的工作。一旦淋巴系统循环不畅，细胞中的老旧废物就会囤积、变质，形成橘皮组织。淋巴阻塞，无法回收多余水分，还会使细胞中多余的水分囤积，形成水肿现象。大多数人其实不是"胖"，而是淋巴系统堵塞导致的"肿"。消肿的第一步是健脾，脾胃功能强健便能促进淋巴系统运化水湿。多余水分运走了，体内垃圾也被带走了，人自然能瘦下来。

目标人群：身体水肿，有局部橘皮组织困扰者

作用：促进新陈代谢，疏通淋巴系统

按摩目的：做"畅快"美人

建议时间：10 分钟

按摩取穴		
穴位	定位	功效
手五里	属大肠经，位于臂外侧，当曲池与肩髃连线上，曲池上3寸处	促进经络畅通、消肿、消除异物
气海	属任脉，位于胸部前正中线上，肚脐正下方1.5寸处	大补元气，补血填精，助消化，燃脂肪，可辅助治疗小腹疼痛
血海	属脾经，位于大腿内侧，以对侧手掌扣住膝盖，手指向上，拇指指端所止处即是，左右各一	治疗血证，具有活血化瘀、补血养血、缓解痛经的功效，是女性生血之海

●穴位大图

　　中医按摩疏通淋巴系统的常用穴位有：手五里穴（理气散结、舒经活络，有效疏通淋巴结）、曲泽穴（善治颈淋巴结炎）、气海穴（益气助阳，助消化，燃脂肪）、血海穴（揉按血海穴，具有引血归经，健脾化湿，疏解淋巴作用）。

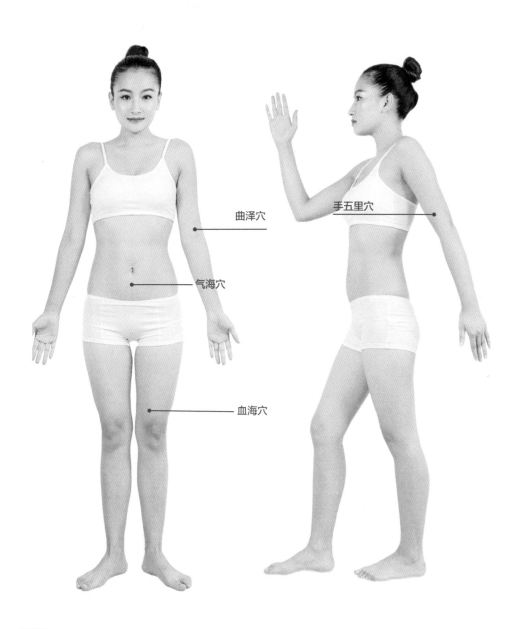

曲泽穴

手五里穴

气海穴

血海穴

●操作方法

Step 1. 按摩手五里穴

用拇指点按手五里穴，适当按揉1分钟，以酸胀为佳。

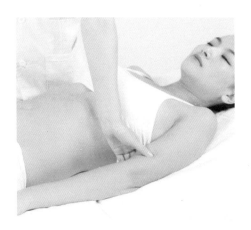

Step 2. 点按曲泽穴

用拇指指腹点按曲泽穴，呼气时按揉5秒，吸气时松离，反复按摩30次，以酸胀感向穴位周围放射为宜。

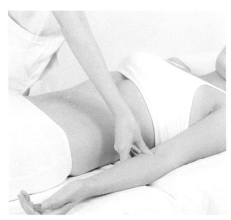

Step 3. 掌压气海穴

右手手掌覆于气海穴，慢慢按压约30秒，力度以个人能承受为宜，发热时松离，重复动作约2分钟。

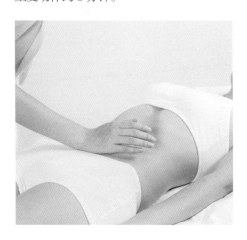

Step 4. 拿捏血海穴

腿部放松，拇指按压同侧血海穴，四指环住腿部，用力拿捏，力度以个人能承受为宜，有酸胀感即可，共约2分钟。

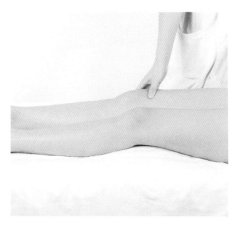

向便秘说 "bye bye"

长期在办公室里久坐少动，不知不觉出现了便秘的毛病，伴随而来的是，宿便让腰腹上的赘肉越来越多，小腹变得硬邦邦，和人说话时对方甚至有了回避自己的表现，原来便秘让自己的口气也变差了。通过调节饮食和按摩的外力让肠道蠕动起来，跟便秘说"拜拜"，摆脱难言之隐，赘肉自然全都不见了。

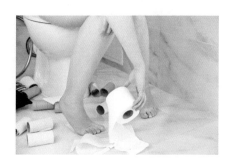

原因大起底：便秘，是多种疾病的一种症状，而不是一种病。便秘既可见于病人，又可见于健康或"亚健康"人群；既可见于多种因素引起的胃肠道功能性改变，又可见于人体多种疾病继发便秘。我们通常所说的便秘是表现为大便干燥、排便困难、长时间不愈的慢性功能性便秘。女性发生便秘的概率要比男性更高。便秘的原因有很多：精神压力大，缺乏运动，饮水量不足，肠道内食物残渣水分不断被吸收，导致大肠蠕动变慢而无力排便……改善方法除了多喝水、多吃膳食纤维含量高的食物之外，还可以通过按摩加速胃肠蠕动、消解腹部脂肪。

目标人群：大肠有病邪、湿热，便秘型肥胖者

作用：促进肠道蠕动，清宿便，消解腹部脂肪

按摩目的：改善肠道功能，消除便秘

建议时间：9分钟

按摩取穴		
穴位	定位	功效
支沟	属三焦经，位于前臂背侧，腕背横纹上3寸，尺骨与桡骨正中间的凹陷处，左右各一	疏肝解郁，化解风寒，缓解多种原因引起的便秘
腹结	属脾经，位于下腹部，大横下1.3寸，距前正中线4寸	缓解便秘，止腹痛，兼具养生保健的功效
天枢	属胃经，位于腹中部，脐中旁开2寸，左右各一	可促进小肠蠕动，加速脂肪代谢，清宿便，辅助治疗痛经

●穴位大图

中医按摩改善便秘的常用穴位有：支沟穴（清利三焦、通利肠腑）、腹结穴（有健脾利湿、止泻止痛的功效）、天枢穴（调理胃肠）。

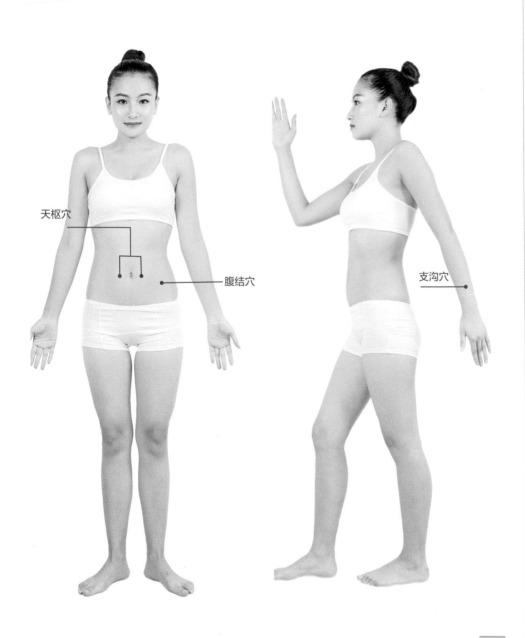

天枢穴

腹结穴

支沟穴

●操作方法

Step1. 揉捏支沟穴

将拇指指腹覆于支沟穴上，另外四指环住手臂，以略感疼痛的力度揉捏约1分钟。左右手穴位交替按揉。

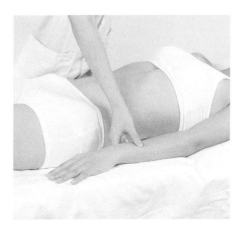

Step2. 按摩腹结穴

将双手食指分别覆于腹结穴上，用略感疼痛的力度按揉穴位1分钟，有酸胀感为宜。

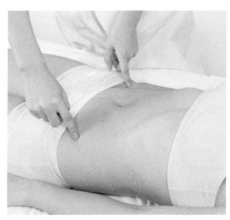

Step3. 按摩脚掌

双手拇指置于脚底，另外四指环住脚背，略微用力搓揉脚底，尽量揉捏到脚心的诸多部位，左右脚交替按捏，各持续2分钟。

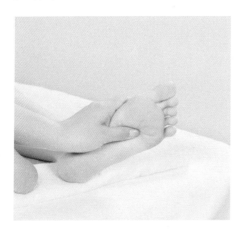

Step4. 按捏天枢穴

用拇指指腹按捏天枢穴1～3分钟，有酸胀感为宜，左右两边交替按捏。

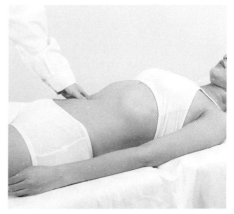

| 气血足了，气质好了

撇去肤色的不可选择性，依赖于调养的好气色才是肤色美丽的决定因素。女孩们都热衷于减肥，但瘦下去的同时往往肤色也暗沉了，瘦削的身材完全没有了想象中的光彩照人。到了一定的年纪，肌肤更是容易变得暗沉，羸弱，气血虚，这个时候不管身材胖瘦都不会让人觉得美了。气血一足，则人面色红润，肌肤饱满丰盈，毛发润滑有光泽，真可谓"秀色可餐"也！

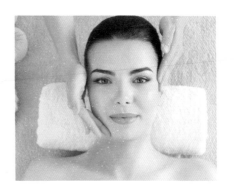

原因大起底： 对于人体来说，脾胃是气血生化之源，脾胃差就会导致气血不足。暗淡无光的肤色既表明外在皮肤的问题，又反映了生理内在的紊乱。运动量太少，经脉不能畅通，气血生成的道路受阻，导致气血不足。上班族常常外食，营养摄取不够均衡，气虚逐渐导致血的生成动力不足，体内毒素积聚形成垃圾堵塞经络，最终气血两亏。身体的底子差，再一减肥更是雪上加霜。此时，最需要的是气血双补，气血一足，经络一通，自然就能瘦下来，而且好气色也回来了，让你双倍美丽！

目标人群： 气血不足、脾胃虚弱者

作用： 畅通经脉，调血补气

按摩目的： 瘦身的同时留住好气色

建议时间： 5分钟

按摩取穴		
穴位	定位	功效
气海	属任脉，位于胸部前正中线上，肚脐正下方1.5寸处	益气助阳，调经固经
关元	属任脉，位于下腹部，前正中线上，肚脐正下方3寸处	培本固元，补益下焦，消除腹部脂肪，可辅助治疗月经不调、痛经、腹痛等不适

●穴位大图

　　中医按摩调气补血的常用穴位有：气海穴（益气助阳、调经固经）、关元穴（固本培元、导赤通淋）、太冲穴（疏肝养血、清利下焦）。

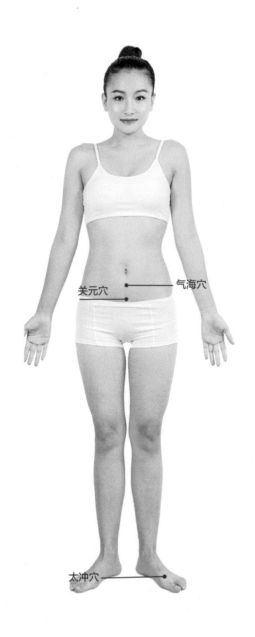

关元穴　　　　气海穴

太冲穴

●操作方法

Step 1. 按揉耳垂

每天揉按耳垂 200 次，可促进面部血液循环，使面色红润。

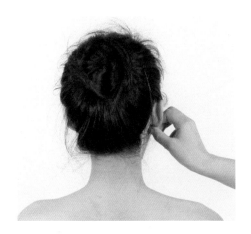

Step 2. 按揉气海穴

用手掌掌腹以个人能承受的力度慢慢按揉气海穴约 1 分钟,至腹部微微发热为宜。

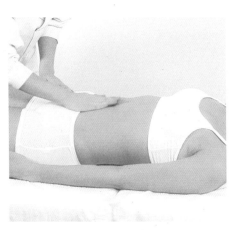

Step 3. 按揉关元穴

双手手掌叠加按压关元穴，停留 7 ~ 8 秒之后慢慢松离,反复按压 2 分钟。

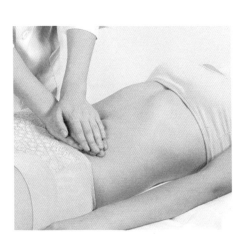

Step 4. 掐按太冲穴

用大拇指指尖掐按太冲穴 3 ~ 5 次，以有酸胀感为佳，每天坚持。

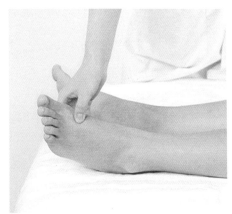

睡好精神才足

现代都市生活节奏快，职场打拼的姐妹们熬夜加班是家常便饭。日日辛苦劳累，奈何体重悄悄飙升、皮肤变差、身体素质下降，这是典型的过劳肥。工作压力过大的女性朋友睡眠质量差，内分泌紊乱，身体代谢和运化体内水湿、消耗脂肪的能力变弱，脂肪堆积。这个时候，找回优质睡眠是最关键的，只有睡得好睡得香，睡眠过程中脂肪就被代谢掉了，睡觉也能瘦，这样的好事，谁不想试试呢？

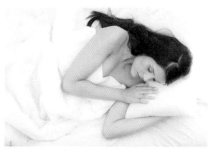

原因大起底：睡眠质量不好的原因之一在于肠胃，所谓"胃不和则卧不安"，肠胃因消化无力而浊气淤积，令肝脏负担加重，进而影响心脑，造成失眠现象出现。生活中，很多失眠是由工作、家庭、经济、感情、人际关系等所致，还有些人受到突发事件刺激，睡觉时始终处于半梦半醒的状态。人体虽天然具有强大的自愈能力，但往往因为浊气作怪而难启动自愈的程序，所以调节肠胃功能、清除浊气是缓解失眠的根本。

目标人群：脾胃不和导致失眠或心理性失眠者

作用：缓和肠胃，改善因睡眠状况导致的肥胖问题

按摩目的：优质睡眠过程中甩掉脂肪

建议时间：10 分钟

按摩取穴		
穴位	定位	功效
百会	属督脉，位于头顶，头顶正中线与两耳尖连线的交点处	开窍醒脑，缓解头痛、眩晕、惊悸、健忘、失眠、鼻塞等症状
神门	属心经，位于腕部，腕掌侧横纹尺侧端，尺侧腕屈肌腱的桡侧凹陷处	主治心痛、心烦、惊悸、健忘，可有效改善睡眠
风池	属胆经，位于枕骨之下，胸锁乳突肌与斜方肌上端之间的凹陷处	缓解失眠、头痛、眩晕、目赤等症状
心俞	属膀胱经，位于背部，当第五胸椎棘突下，旁开1.5寸	安心宁神，缓解神经衰弱、失眠、惊恐不宁等症状

●操作大图

　　中医按摩改善睡眠的常用穴位有：百会穴（开窍醒脑）、神门穴（舒缓神经）、内关穴（安定心神）、风池（改善头部血液循环）、安眠穴（失眠的特效穴）、足三里穴（保健要穴）、三阴交穴（肝经、脾经、肾经的汇合点，通调三经）。

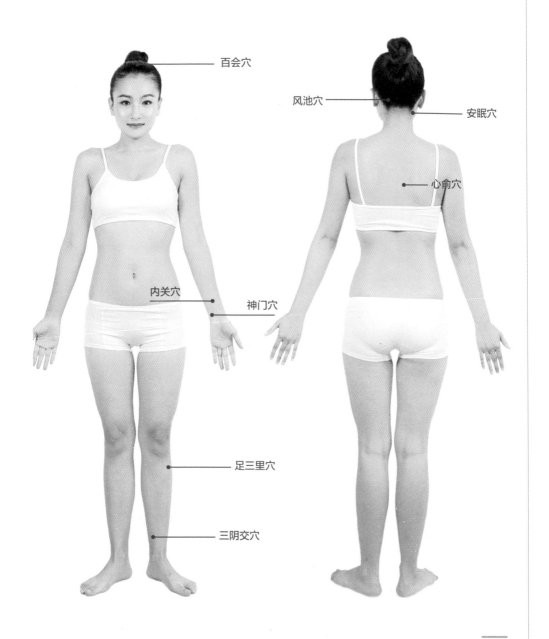

百会穴

风池穴

安眠穴

心俞穴

内关穴

神门穴

足三里穴

三阴交穴

●操作方法 1

Step 1. 按压百会穴

一手食指置于百会穴上，用指腹以轻柔的力度按压百会穴约 1 分钟，以酸胀感向头部四周放射为宜。

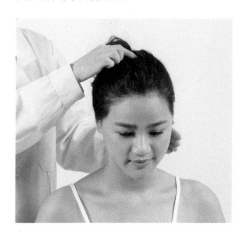

Step 2. 掐揉神门穴

用拇指指腹轻按神门穴，以有轻微酸胀感为宜，10 秒后松离，反复按摩 10 次。左右手穴位交替按揉。

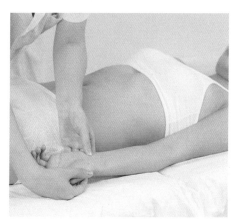

Step 3. 按揉内关穴

用食指、中指指腹按揉内关穴，以有酸胀感为宜。左右手穴位交替按摩，反复10 次。

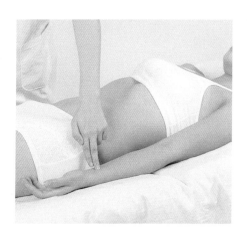

Step 4. 点揉三阴交穴

用拇指指腹按揉三阴交穴，由轻及重，10 秒后松离。左右脚穴位交替按摩，反复 10 次，以局部有酸胀感为宜。

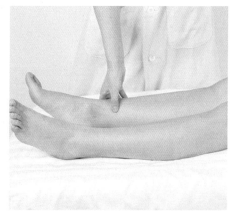

●操作方法 2

Step 1. 按压风池穴
用拇指按揉或按压风池穴 100 ~ 200 次，以有酸胀感为佳，每天坚持。

Step 2. 按揉安眠穴
用拇指按揉安眠穴 100 ~ 200 次，以有酸胀感为佳。

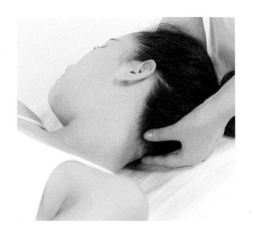

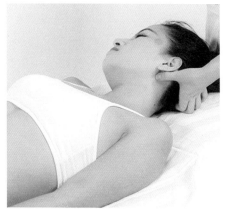

Step 3. 按揉心俞穴
用拇指指腹按揉心俞穴 100 ~ 200 次，以有酸胀感为佳，每天坚持。

Step 4. 按压足三里穴
用拇指按揉或弹拨足三里穴 100 ~ 200 次，以有酸胀感为佳，每天坚持。

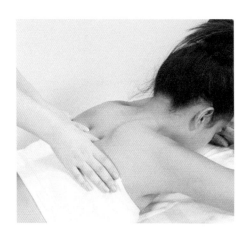

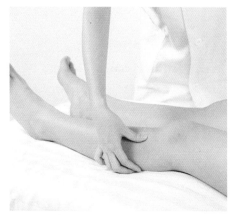

经络按摩塑身

| 雕塑纤细水蛇腰

　　25岁过后，从侧腹与腰间会冒出"年纪肉"，部分原因是在于女性激素分泌降低，但主要原因是运动不足引起的体内失衡。特别是过了30岁以后，身体的基础代谢量会急速减少，因此持续的维持肌力运动是很有必要的。所谓基础代谢是指内脏或神经发挥功能时所消耗的能量，若提高代谢量，即可转换成不长肉的体质。畅通能量循环的经络按摩与简单运动可以提高基础代谢量并克服年纪肉，你对减肥是不是立刻信心大增了呢？

●穴位定位

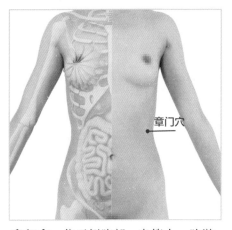

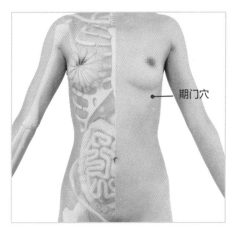

章门穴： 位于侧腹部，当第十一肋游离端的下方。

期门穴： 位于胸部，当乳头直下，第六肋间隙，前正中线旁开4寸。

甩掉腰间、侧腹赘肉的伸展运动

　　1. 双脚与肩同宽，两手往上伸展且手指交叉。

　　2. 腰与背伸直，上半身缓缓往侧边伸展至极限，下半身保持不动，左右各做10次左右。

　　3. 下半身不动，上半身向后转并注视脚跟。维持此姿势5秒左右，左右各做10~15次。

●保健疗法

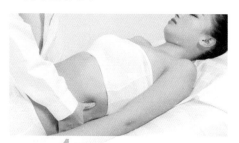

Step1. 按摩章门

用拇指指腹按揉章门穴 100 ~ 200 次。

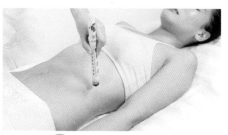

Step2. 艾灸章门

用艾条温和灸章门穴 5 ~ 10 分钟，每日 1 次。

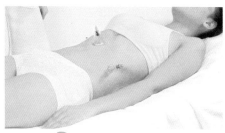

Step3. 拔罐章门

用拔罐器将气罐吸附在章门穴上，留罐 5 ~ 10 分钟，隔天 1 次。

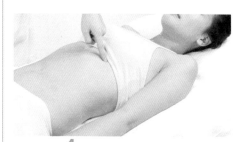

Step1. 按摩期门

用食指按揉期门穴 100 ~ 200 次。

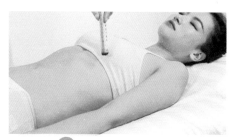

Step2. 艾灸期门

用艾条温和灸期门穴 5 ~ 10 分钟，每日 1 次。

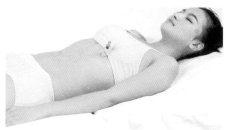

Step3. 拔罐期门

用拔罐器将气罐吸附在期门穴上，留罐 5 ~ 10 分钟，隔天 1 次。

| 消除难缠小腹腰带

比起过瘦，稍微有点肉和小腹也无妨，对女性健康也比较好。但是小腹太突出的话，外形不好看也是个烦恼。也有人是身材消瘦但唯独小腹突出的体型。久坐或久躺的话血液循环不畅，腹围与腰围就慢慢越变越粗。平常若不持续活动身体，让血液循环顺利的话，就很难减掉因水肿造成的赘肉。生活中可以通过按摩腰腹部穴位，促进局部血液循环，改善胃肠道功能，达到燃脂瘦腰的目的。

●穴位定位

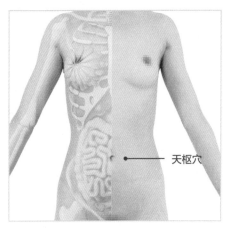

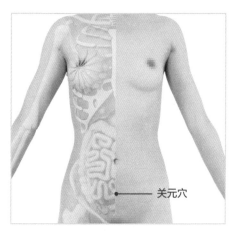

天枢穴： 位于腹中部，平脐中，距脐中 2 寸。

关元穴： 位于下腹部，前正中线上，当脐中下 3 寸。

腹式呼吸

1. 吸气时以鼻子慢慢吸气并让腹部凸起，吸气后停留 3 ~ 5 秒。

2. 吐气时慢慢向内收缩腹部，并尽量让小腹凹进去。不是利用肺而是利用小腹来呼吸的方式，每天持续利用睡前 30 秒至 1 分钟来做腹式呼吸的话，有让小腹变小的效果。做完腹式呼吸后尽量先不要吃东西。

●保健疗法

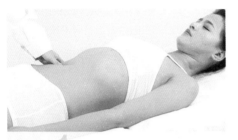

Step 1. 按摩天枢

用拇指指腹按揉天枢穴 1 ~ 3 分钟。

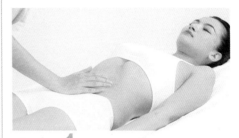

Step 1. 按摩关元

用手掌根部推揉关元穴 2 ~ 3 分钟。

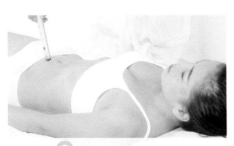

Step 2. 艾灸天枢

用艾条回旋灸天枢穴 10 分钟，1 天 1 次。

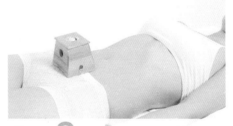

Step 2. 艾灸关元

用内置艾条的温灸盒灸关元穴 5 ~ 10 分钟，1 天 1 次。

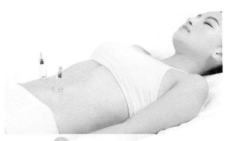

Step 3. 拔罐天枢

用拔罐器将气罐吸附在天枢穴上，留罐 5 ~ 10 分钟，隔天 1 次。

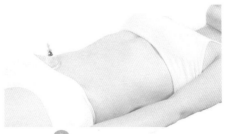

Step 3. 拔罐关元

用拔罐器将气罐吸附在关元穴上，留罐 10 ~ 15 分钟，隔天 1 次。

| 挽救下垂臀型，塑造弹力翘臀

臀部与大腿相连的部位若有赘肉，使臀部下垂，看起来肥胖，腿看起来更短，也穿不出衣服的美。相反的，即使臀部大，但没有赘肉且很结实的往上集中的话，不仅腿看起来修长，背影看起来也很性感。所以，比起单一的减掉臀部的赘肉，倒不如消除臀部不必要的脂肪，并有弹性的将它往上提。

臀部有赘肉多因为生理不顺、消化器官障碍、便秘等引起。特别是少阴人就是因为体质上消化器官功能弱、肾脏与子宫寒凉，因而血液循环不顺造成臀部与大腿容易堆积过多的脂肪。持续反复地操作可分解臀部脂肪并提臀的经络按摩与伸展运动，有利于挽救下垂臀部，塑造弹力翘臀。

●穴位定位

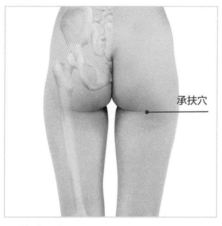

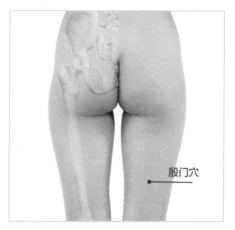

承扶穴： 位于大腿后面，臀下横纹的中点。

殷门穴： 位于大腿后面，当承扶与委中的连线上，承扶下 6 寸。

瘦臀运动练成翘臀

1. 强化臀部线条。两手撑地，保持上半身与地面平行；抬起一条腿，脚面绷直；然后向侧面踢出，同时脚面勾起；紧接着滑动到正后方，向上踢动 4 次。左右腿各一次。

2. 直立侧踢运动。手中拿盛有水的水杯在臀部保持平衡。然后单手叉腰，抬起一条腿，小腿尽量与地面平行。保持手中所持水杯水平面不变，向侧上抬腿，重复 10 次。左右腿各一次。

●保健疗法

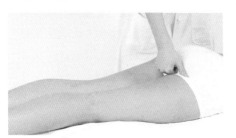

Step 1. 按摩承扶

用拇指按揉或弹拨承扶穴100～200次。

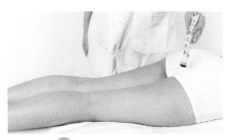

Step 2. 艾灸承扶

用艾条温和灸承扶穴5～10分钟，每日1次。

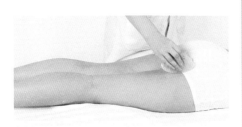

Step 3. 刮拭承扶

用面刮法由外向内刮拭承扶穴，力度微重，以出痧为度，隔天1次。

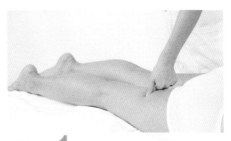

Step 1. 按摩殷门

用拇指按揉或弹拨殷门穴100～200次。

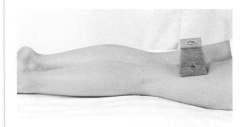

Step 2. 艾灸殷门

用内置艾条的艾灸盒灸殷门穴5～10分钟，每日1次。

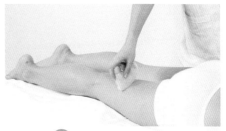

Step 3. 刮拭殷门

用面刮法从上向下刮拭殷门穴3～5分钟，隔天1次。

大腿内侧塑形有妙方

　　拥有能穿短裙的纤细大腿是所有女性的梦想。在所有局部肥胖中，大腿肥胖甚是恼人，但若要以食疗或是有氧运动去减大腿脂肪是很困难的。大腿肥胖在中医里以体质来看，主要出现在太阴人身上。因为太阴人下半身的冷湿气较重，这些气血会收缩血管，在此同时，能量代谢率会降低，造成脂肪堆积。除此以外，便秘、生理不顺、血液循环等问题也会造成大腿长肉，特别是长时间坐着或运动不足的情况也都会让大腿变粗。

●穴位定位

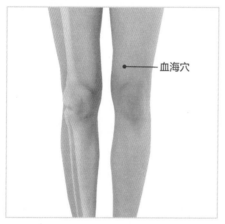

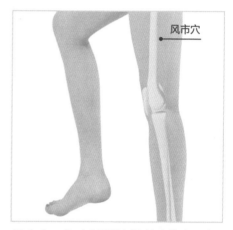

血海穴： 屈膝，位于大腿内侧，髌底内侧端上2寸，当股四头肌内侧头的隆起处。

风市穴： 位于大腿外侧部的中线上，当腘横纹上7寸。或直立垂手时，中指尖处。

大腿伸展运动

　　以手抓住大腿肉扭转的按摩手法来消解凝结的皮下脂肪后，开始伸展运动。

　　1. 立膝坐着并将双手放在后面支撑。

　　2. 吸气的同时抬高一只脚，尽量伸展膝盖并对大腿施力。此时将脚尖往身体方向伸使脚掌朝上，两只脚交换重复做10次。

●保健疗法

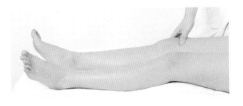

Step 1. 按摩血海

用拇指按揉或弹拨血海穴100～200次。

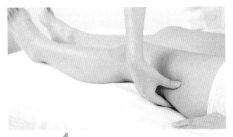

Step 1. 按摩风市

用拇指按揉或弹拨风市穴100～200次。

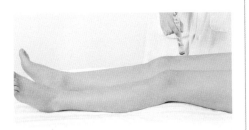

Step 2. 艾灸血海

用艾条温和灸血海穴5～10分钟，每日1次。

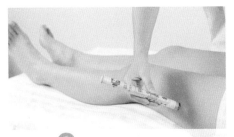

Step 2. 艾灸风市

用艾条温和灸风市穴5～10分钟，每日1次。

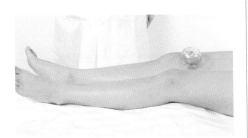

Step 3. 拔罐血海

将火罐迅速拔在血海穴上，留罐5～10分钟，隔天1次。

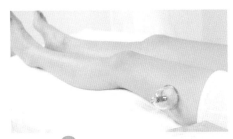

Step 3. 拔罐风市

用拔罐器将气罐吸附在风市穴上，留罐5～10分钟，隔天1次。

雕塑挺直小腿

　　萝卜腿变粗的成因可分成几种来看：只要到晚上下半身就会肿连同小腿一起变粗的水肿型、平常运动过度所以在小腿上产生肌肉的肌肉型、运动不足及全身肥胖的脂肪型等。中医里依照这些成因与形态使用脂肪分解针、拔罐、物理治疗等方法来解决小腿粗的烦恼。每天花 30 分钟从脚踝按摩至小腿，也可消除肿胀并有分解脂肪的效果。

●穴位定位

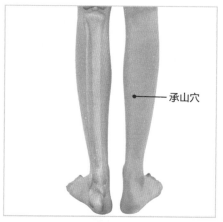

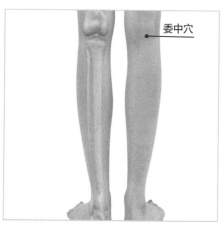

承山穴： 位于小腿后面正中，委中与昆仑之间，当伸直小腿或足跟上提时腓肠肌肌腹下出现尖角凹陷处。

委中穴： 位于腘横纹中点，当股二头肌肌腱与半腱肌肌腱的中间。

●保健疗法

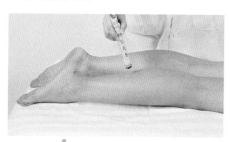

Step**1.** 艾灸承山

用艾条温和灸承山穴 5 ~ 10 分钟，每日 1 次。

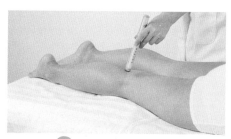

Step**2.** 艾灸委中

用艾条温和灸委中穴 5 ~ 10 分钟，每日 1 次。

第五章

塑造完美体形，
从健康"饮食"开始

女性想要美丽，饮食非常关键。以下口诀，可以让女性迅速把握饮食规则，塑造完美体形。

饮：白水常伴，牛奶不断，饮料远离，酒不接见。女人是水做的，每天足量饮水是维护女性健康的基本条件，水分充足才能光彩照人。牛奶营养全面，含丰富的钙质，有利于骨骼健康，每天一杯奶，是保持美和健康的秘诀。

食：蔬果天天，避开零食，早饭保证，三餐不乱。蔬果中含水分多，能量低，还含有丰富的维生素和矿物质，顿顿有蔬菜、天天吃水果，既可以避免摄入过多能量，又可以美容。

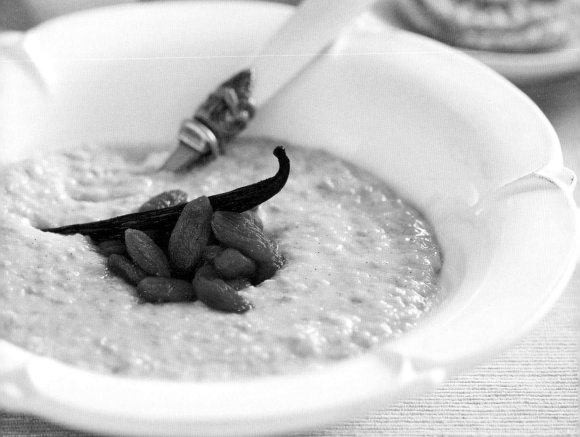

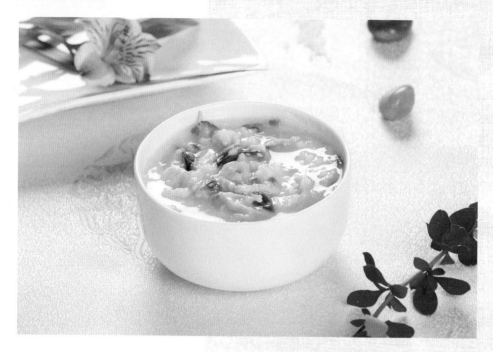

蛤蜊粥

功效：滋阴润燥、利尿消肿、软坚散结

材料：粳米 150 克，蛤蜊 50 克
调料：姜丝、食用油、盐、葱花各适量

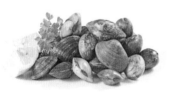

做法：

Step1 粳米淘洗干净，加盐、食用油、清水浸泡 1 小时；蛤蜊用盐水浸泡 2 小时以上，令其充分吐沙。

Step2 煮沸 2000 毫升清水，加入粳米煮开，转小火熬 40 分钟，期间注意搅拌。

Step3 蛤蜊充分洗净，放入米粥内以大火烧开。

Step4 待蛤蜊开壳后关火，加盐、姜丝、葱花调味即可。

鸡丝粥

功效：补肾益气、健身壮力

材料：鸡胸肉 200 克，水发粳米 60 克

调料：姜丝、水淀粉、食用油、枸杞、盐、鸡粉各适量

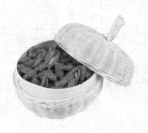

做法：

Step1 洗净的鸡胸肉切片，再切成肉丝。

Step2 把鸡肉丝放入碗中，加入少许盐、姜丝，再淋入少许水淀粉，拌匀；注入适量食用油，腌渍约 10 分钟至入味。

Step3 锅中注入适量清水烧开，倒入洗净的粳米，轻轻搅拌几下，盖上盖子，煮沸后用小火再煮约 30 分钟至米粒熟软。

Step4 放入腌渍好的鸡肉丝，轻轻搅动食材，使其混合均匀，再用中小火续煮约 3 分钟至全部食材熟透；调入盐、鸡粉，搅拌匀，再煮片刻至入味，撒上枸杞即成。

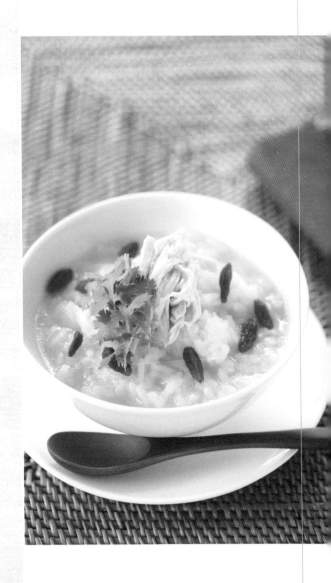

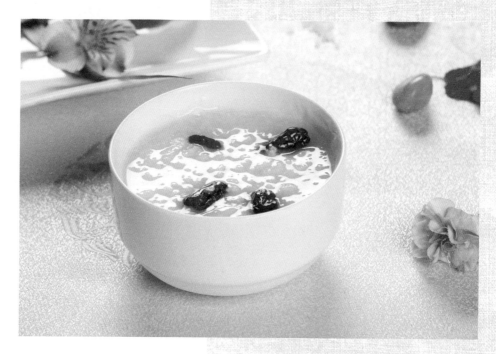

红枣粥

功效：补中益气、健脾养胃、
益精强志

材料：红枣 40 克，粳米 60 克
调料：白糖适量

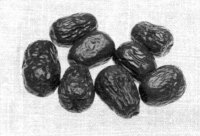

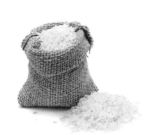

做法：

Step1 砂锅中注入适量清水烧热，放入备好的红
枣，倒入粳米，拌匀。

Step2 盖上盖，大火烧开后用小火煮约 45 分钟
至粳米熟透。

Step3 揭开盖，搅拌几下。

Step4 关火前加入白糖调味，盛出煮好的粥即可。

香菇瘦肉粥

功效：滋阴化热、安神益气

材料： 粳米 60 克，香菇 10 克，瘦肉 100 克

调料： 姜末、盐、蛋清、葱花各适量

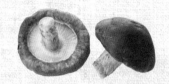

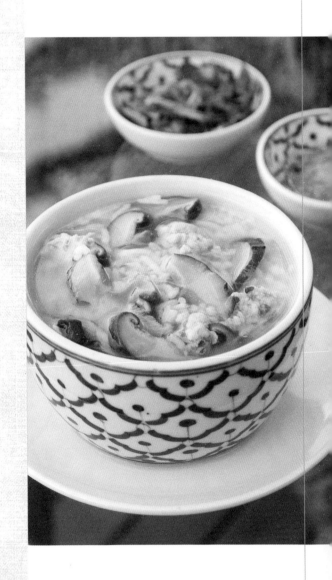

做法：

Step1 洗净的瘦肉切成末；洗好的香菇切丝，改切成丁。

Step2 砂锅中注入适量清水烧开，倒入粳米，拌匀；加盖，大火煮20 分钟至米粒变软。

Step3 揭盖，放入瘦肉、香菇、姜末，拌匀，加盖，续煮 3 分钟至食材熟软。

Step4 揭盖，加入盐拌匀，倒入蛋清，放入葱花，拌匀；关火，将煮好的粥盛出，装入碗中即可。

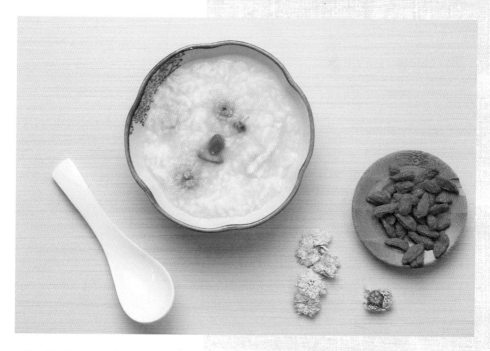

菊花枸杞瘦肉粥

功效：健脾、养肝、补肾、
益肝目

材料：粳米50克，枸杞20克，
猪瘦肉100克，菊花5克
调料：盐3克，水淀粉5毫升，
食用油适量

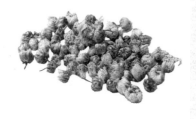

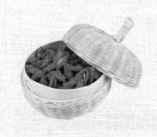

做法：

Step1 处理干净的猪瘦肉切片，装入碗中，放少
许盐、水淀粉和食用油腌渍10分钟。

Step2 锅内注入适量清水，倒入粳米搅散，加入
洗净的菊花、枸杞拌匀，盖上盖，用小火煮30
分钟，至米粒熟透。

Step3 揭盖，倒入瘦肉片拌匀，煮1分钟，至瘦
肉片熟透，放入少许盐拌匀调味，续煮1分钟，
关火盛出装碗即可。

黑芝麻粥

功效：补肝肾、益精血、润肠

材料： 粳米50克，黑芝麻20克
调料： 白糖3克

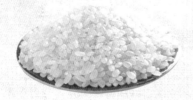

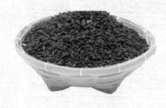

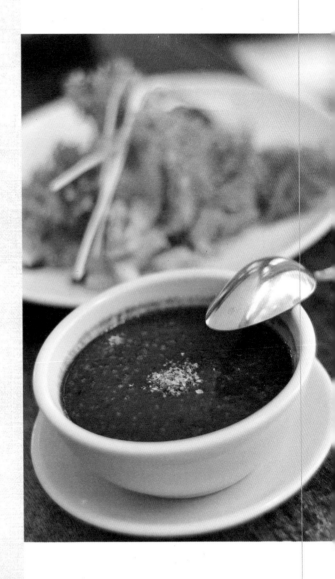

做法：

Step1 粳米洗净，浸泡待用；黑芝麻去杂，洗净沥干，用小火煸炒至香熟，取出备用。

Step2 锅内注入适量清水，加入粳米以大火煮沸，改中火煮约25分钟至米熟。

Step3 关火前加入白糖调味，撒上黑芝麻即可。

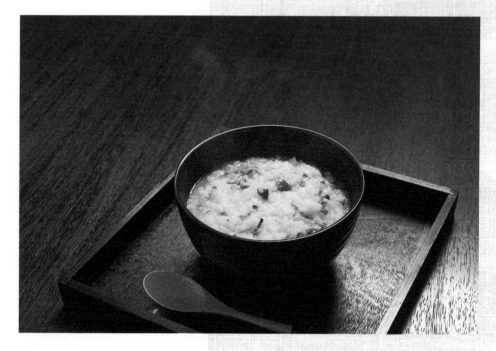

菠菜粥

功效：养血止血、敛阴润燥、
通利肠胃

材料：菠菜 250 克，粳米 50 克
调料：盐 2 克

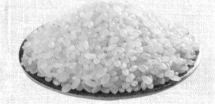

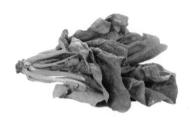

做法：

Step1 粳米洗净，浸泡 30 分钟；菠菜洗净，放
入沸水汆一下，切段待用。

Step2 锅中注入适量清水，加入粳米以大火煮沸，
转小火慢熬成粥。

Step3 粥成时加入菠菜，熬煮片刻熄火，加盐调
味即可。

燕麦粥

功效：益肝和胃、消食化积

材料：生燕麦75克，牛奶200毫升

调料：蜂蜜适量

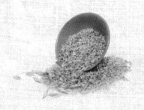

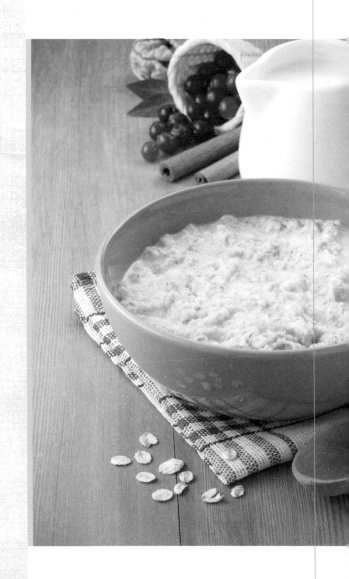

做法：

Step1 汤锅中注入适量清水，用大火烧开，倒入准备好的燕麦片，用锅勺搅拌均匀。

Step2 盖上盖，用小火煮30分钟至食材熟烂。

Step3 揭盖，倒入牛奶搅拌匀，关火，加入蜂蜜调味即可。

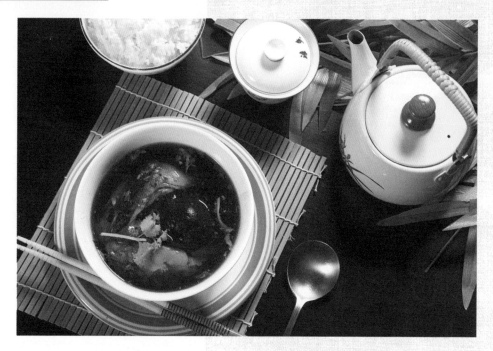

黄芪灵芝猪蹄汤

功效：温经散寒、滋阴补血、美容护肤

材料：黄芪 20 克，灵芝 15 克，猪蹄 250 克

调料：姜片、料酒、盐各适量

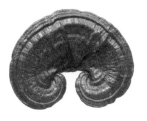

做法：

Step1 将黄芪、灵芝装进隔渣袋里，放入清水碗中，一同泡发 10 分钟；捞出泡好的装有灵芝、黄芪的隔渣袋，沥干水分，装盘待用。

Step2 沸水锅中倒入洗净的猪蹄，加入适量料酒，汆煮一会儿去血水，捞出汆好的猪蹄，沥干水分，装盘待用。

Step3 砂锅中注入适量清水用大火烧开，倒入猪蹄，放入装有黄芪、灵芝的隔渣袋，放入姜片，加盖，用大火煮开后转小火续煮 120 分钟至食材有效成分析出；揭盖，加入盐，搅匀调味；关火后盛出煮好的汤，装碗即可。

白萝卜牛肉汤

功效：清热生津、凉血止血

材料：白萝卜250克，牛肉200克，胡萝卜1根
调料：盐2克

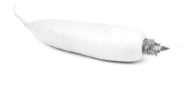

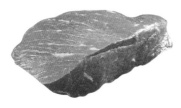

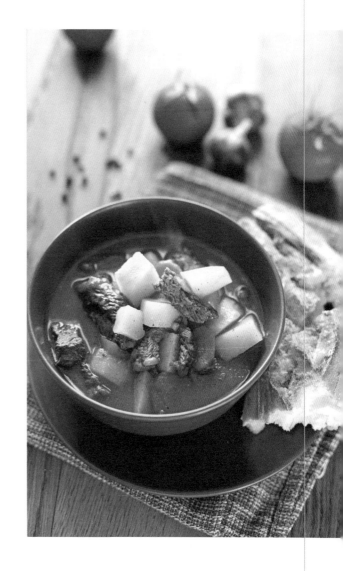

做法：

Step1 洗净去皮的白萝卜切成块，洗净的牛肉切成小块，洗净去皮的胡萝卜切成片。

Step2 锅中注入适量的清水大火烧开，倒入牛肉块，汆煮去杂质，把牛肉块捞出，沥干水分，待用。

Step3 另起锅，注入适量的清水大火烧开，倒入牛肉块、白萝卜和胡萝卜，搅拌匀，大火煮10分钟至食材熟；加入盐搅拌片刻，煮至食材入味，将汤盛出装入碗中即可食用。

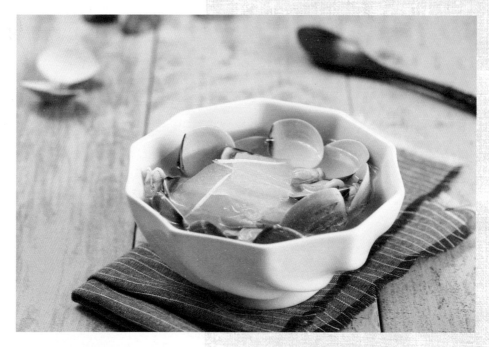

冬瓜蛤蜊汤

功效：美容保健、解渴消暑、
利尿、消除水肿

材料： 冬瓜110克，蛤蜊180克，
香菜10克

调料： 姜、盐、白胡椒粉各适量

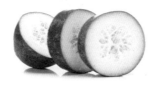

做法：

Step1 洗净去皮的冬瓜切成片，待用；姜切丝；
香菜切碎。

Step2 锅中注入适量的清水大火烧开，倒入冬瓜
片、姜丝，搅拌匀，盖上锅盖，大火煮5分钟
至食材变软。

Step3 揭开锅盖，倒入处理好的蛤蜊，拌匀，煮
至开壳；加入盐、白胡椒粉，搅匀调味。

Step4 关火后将煮好的汤盛出装入碗中，撒上备
好的香菜即可。

乌鸡山药汤

功效：纤体护肤、健脾

材料： 乌鸡 300 克，山药 100 克，红枣 4 克

调料： 姜片、盐、料酒各适量

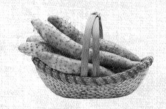

做法：

Step1 将已去皮洗净的山药切开，切成块。

Step2 乌鸡洗净，斩成块；锅中注入适量清水烧开，倒入乌鸡拌匀，余煮约 3 分钟至断生；将煮好的乌鸡捞出，清水洗净。

Step3 锅中另加清水烧开，放入姜片、红枣，倒入乌鸡块，加入山药、料酒煮沸，将锅中的材料转至砂煲中。

Step4 盖上盖，大火烧开后调小火炖约 1 小时；揭盖，加入盐拌匀调味，略煮片刻端下砂煲即成。

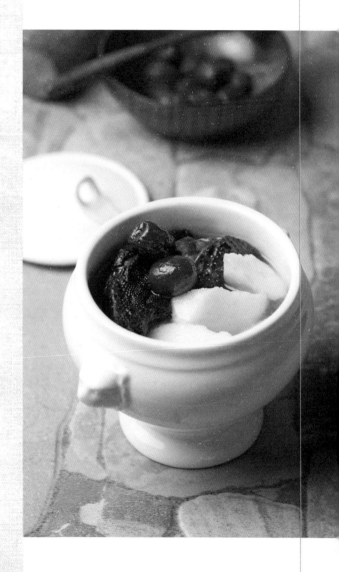

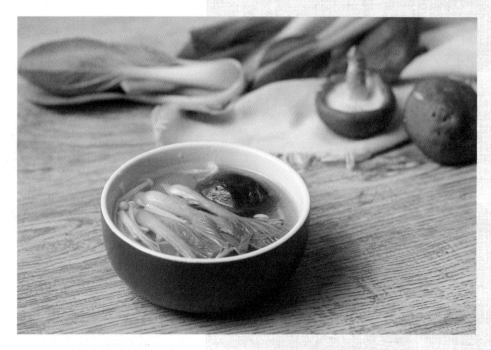

金针菇蔬菜汤

功效：均衡营养、利尿补水、修复活化细胞

材料： 金针菇 30 克，香菇 10 克，上海青 20 克，胡萝卜 50 克，清鸡汤 300 毫升

调料： 盐 2 克，胡椒粉适量

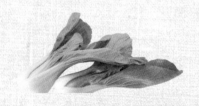

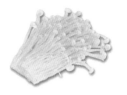

做法：

Step1 洗净的上海青掰成小瓣，洗好去皮的胡萝卜切片，洗净的金针菇切去根部，备用。

Step2 砂锅中注入适量清水烧开，倒入鸡汤煮沸；揭盖，倒入金针菇、香菇、胡萝卜，拌匀，盖上盖，续煮 10 分钟至熟。

Step3 揭盖，倒入上海青，加入盐、胡椒粉，拌匀；关火后盛出煮好的汤料，装入碗中即可。

乌鸡板栗汤

功效：补虚劳、养身体

材料： 乌鸡300克，板栗100克，红枣、枸杞各适量

调料： 姜片、料酒、盐、食用油各适量

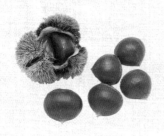

做法：

Step1 将洗净的乌鸡肉切去爪尖、斩块，已去皮、洗好的板栗对半切开。

Step2 锅中加适量清水烧开，倒入乌鸡肉，余煮5分钟至断生捞出。

Step3 起油锅，倒入姜片爆香，倒入乌鸡块，加料酒翻炒片刻，再倒入适量的清水，加入板栗，再加入盐，拌匀调味。

Step4 加盖，小火炖40分钟至乌鸡肉熟烂；揭盖，捞去浮沫，再放入红枣、枸杞炖煮片刻，盛入汤盅即成。

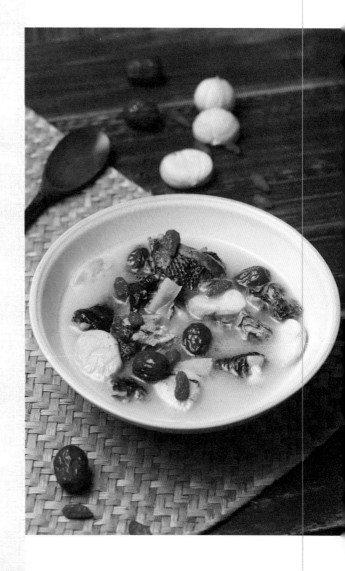

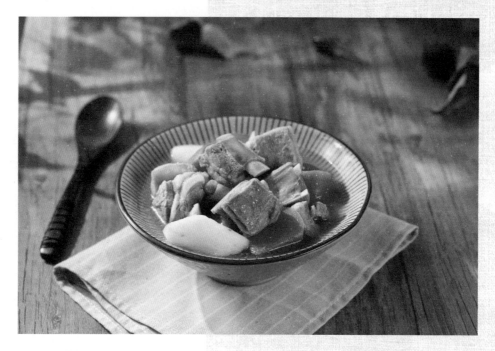

山药羊骨汤

功效：强筋骨、治虚劳赢瘦、
补血、养颜、通便

材料： 山药 150 克，胡萝卜 50
克，羊骨 750 克，枸杞少许
调料： 生姜 10 克，盐、胡椒粉
各适量

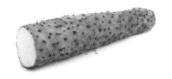

做法：

Step1 将洗好的胡萝卜切块，生姜切片，再将已
去皮洗好的山药切块。

Step2 锅中倒入适量清水，倒入羊骨，加盖，焖
煮约 5 分钟至断生，捞出羊骨。

Step3 另起锅，加清水烧开，倒入胡萝卜、山药、
生姜、羊骨，将食材盛入烧热的砂煲中，倒入
备好的枸杞，加盖，慢火炖 40 分钟至熟透。

Step4 揭盖，加盐调味，撒上胡椒粉，关火后取
下砂煲即成。

鱼头豆腐汤

功效：暖身健脑、润泽肤色

材料： 豆腐块 300 克，鱼头 250 克，高汤适量

调料： 葱段、姜、香菜少许，盐、胡椒粉、食用油各适量

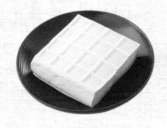

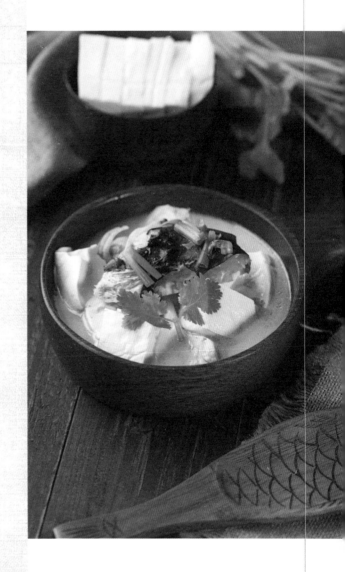

做法：

Step1 锅中注入适量清水烧开，倒入备好的豆腐，煮 5 分钟，捞出焯煮好的食材，放入盘中备用。

Step2 锅内倒入适量食用油烧热，放入姜片，爆香，放入鱼头，煎至鱼头两面呈现金黄色，往锅内倒入备好的高汤，煮至沸。

Step3 将锅内的鱼头汤倒入准备好的砂锅中，盖上锅盖，调至大火，待其煮沸后调至小火煮 25 分钟。

step4 揭开锅盖，倒入豆腐，放入适量盐、胡椒粉，搅拌均匀至食材入味，煮沸后加入适量葱段，盛入盘中撒上香菜即可。

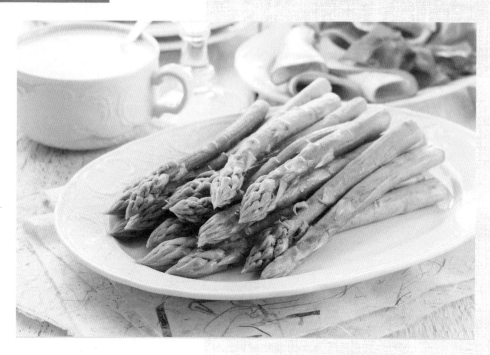

清炒芦笋

功效：调节机体代谢、提高身体免疫力

材料：芦笋 150 克
调料：盐、水淀粉、料酒、食用油各适量

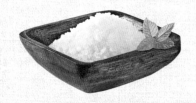

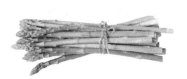

做法：

Step1 把洗净的芦笋去皮，切成 3 厘米长的段。

Step2 锅中加约 1000 毫升清水，加少许食用油，倒入切好的芦笋，煮沸后捞出备用。

Step3 用油起锅，倒入焯水后的芦笋，炒匀，淋入料酒炒香，加入适量盐炒匀调味。

Step4 倒入少许水淀粉勾芡，继续在锅中翻炒匀至熟透，盛出装盘即可。

黄瓜溜肉片

功效：清热生津、利尿排毒

材料： 黄瓜 100 克，瘦肉 150 克
调料： 葱段、蒜末、盐、水淀粉、料酒、食用油各适量

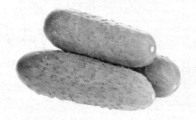

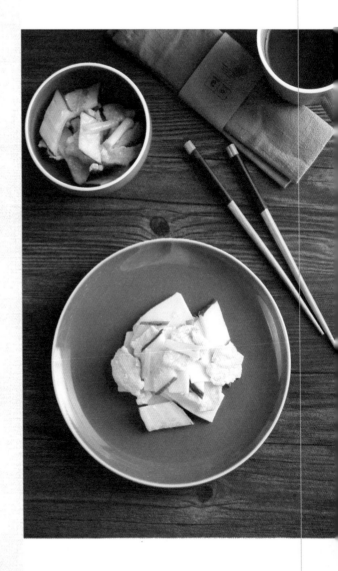

做法：

Step1 洗净的瘦肉切成片；将已去部分外皮的黄瓜切条，去除瓜瓤，斜刀切片。

Step2 肉片装入盘中，加盐，淋入少许水淀粉抓匀，再淋入少许食用油，腌渍片刻。

Step3 热锅注油，烧至四成热，倒入肉片，滑油片刻捞出，锅底留油，倒入葱白、蒜末，煸香。

Step4 倒入黄瓜片炒香，倒入肉片，加盐拌炒均匀，淋入少许料酒，加少许水淀粉，拌炒匀，至入味，撒入剩余的葱叶，盛出装盘即可。

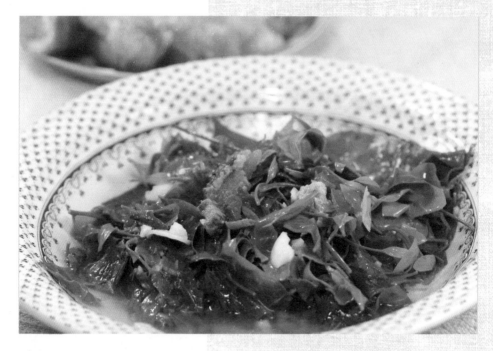

蒜蓉豌豆苗

功效：促进胃肠蠕动、减肥
去脂、改善便秘

材料： 豌豆苗 200 克，油渣适量
调料： 蒜末、盐、食用油各适量

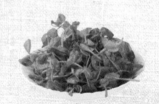

做法：

Step1 锅中注入适量食用油烧热，倒入蒜末，爆香。

Step2 放入洗净的豌豆苗，翻炒匀，加入适量盐、油渣，快速炒匀调味。

Step3 关火后将炒好的豌豆苗盛出，装入盘中即可。

青豆炒虾仁

功效：清淡爽口、易于消化

材料： 青豆80克，虾仁15个
调料： 蒜末、姜片、盐、料酒、
水淀粉、食用油各适量

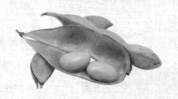

做法：

Step1 洗净的虾仁，加入少许的
料酒、盐、水淀粉拌匀，腌渍
10分钟至虾仁入味。

Step2 锅中注入适量清水烧开，
倒入洗好的青豆，焯煮5分钟至
食材断生，捞出装盘待用。

Step3 用油起锅，倒入蒜末、姜片，
爆香，放入腌好的虾仁，翻炒片
刻，加入料酒，炒匀至虾仁转色。

Step4 倒入青豆，炒约2分钟至
食材熟透；加入盐，翻炒均匀，
用水淀粉勾芡；关火后盛出炒好
的菜肴，装盘即可。

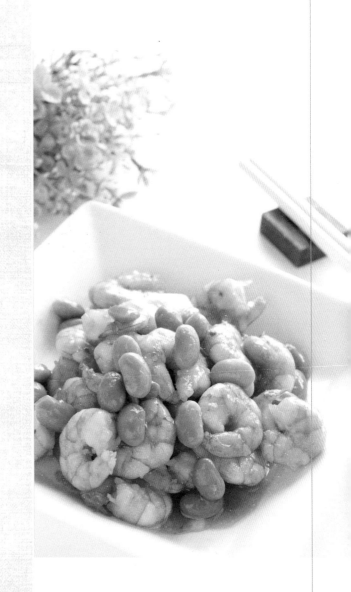

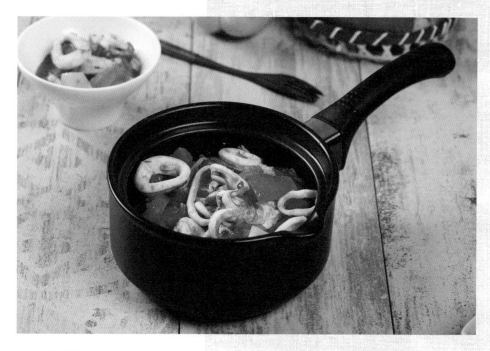

番茄鱿鱼煮

功效：滋阴养血、健胃益脾、
补虚润肤

材料：鱿鱼2条，番茄1个，
彩椒半个

调料：番茄沙司、盐、食用油、
料酒各适量

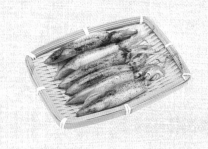

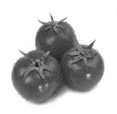

做法：

Step1 鱿鱼洗净切圈，焯水后捞出沥干备用；番
茄切丁；彩椒洗净切丁。

Step2 用油起锅，油温六成热时倒入番茄丁，翻
炒均匀，加入适量的的番茄沙司和清水把番茄
煮软。

Step3 放入鱿鱼圈，滴入料酒，加少许盐，拌匀；
关火后盛出炒好的菜肴，装盘即可。

百合炒鸡丝

功效：健脾益胃、疏肝理气

材料： 鸡胸肉 180 克，鲜百合 35 克，青椒、红椒各 35 克

调料： 蒜末、姜片、葱段、盐、料酒、水淀粉、食用油各适量

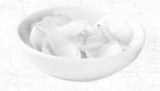

做法：

Step1 将洗净的鸡胸肉切片，再切成丝，洗好的青椒、红椒均切开、去籽，再切成丝。

Step2 把鸡肉丝装入碗中，加入少许盐拌匀，淋入少许水淀粉，拌匀上浆，再注入少许食用油，腌渍约 10 分钟。

Step3 热锅注油，烧至四成热，倒入腌好的鸡肉丝，搅散，滑油片刻，至鸡肉变色后捞出，沥干油，待用。

Step4 锅底留油，放入姜片、蒜末、葱段用大火爆香，倒入青椒、红椒和百合，翻炒匀，倒入鸡肉丝炒匀，淋入少许料酒，加盐，倒入少许水淀粉，翻炒至食材熟透即成。

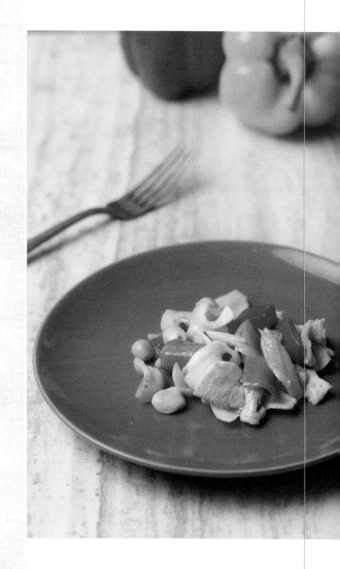

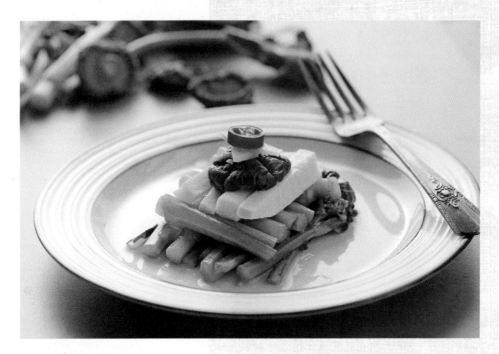

笋菇菜心

功效：清热化痰、健胃消食、
补血顺气

材料： 去皮冬笋 180 克，菜心
100 克，水发香菇 150 克

调料： 蒜片、姜片、葱段、盐、
蚝油、生抽、水淀粉、芝麻油、
食用油各适量

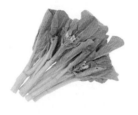

做法：

Step1 洗好的冬笋对半切开，去头尾，切条，改
切成段；洗净的香菇去柄，切块；沸水锅中加入
盐、食用油，先后倒入洗净的菜心、香菇和笋片，
余煮至断生，捞出沥干；菜心摆盘待用。

Step2 另起锅注油，倒入姜片、蒜片、爆香，依
次倒入香菇、冬笋，翻炒约2分钟至熟，放入生抽、
蚝油，将食材翻炒均匀。

Step3 注入少许清水，加入盐，倒入葱段，炒约
1分钟至入味，用水淀粉勾芡，翻炒至收汁，淋
入芝麻油，炒匀；关火后盛出菜肴，放在菜心
上即可。

香煎鱼排

功效：补充营养、强健体质

材料： 龙利鱼排250克，鸡蛋2个，面粉30克

调料： 青椒碎、红辣椒碎、盐、黑胡椒粉、生抽、食用油各适量

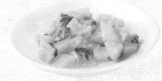

做法：

Step1 在备有清水的碗中放入少量的盐，搅拌均匀，待用；洗净的鱼排切成片放入盐水中，浸泡5分钟。

Step2 另备一个碗，打入鸡蛋，放入少量的盐、青椒碎、红辣椒碎，搅拌成蛋液；将浸泡好的鱼排倒入筛网中，沥干水分，待用；在装有鱼排的碗中，放入黑胡椒粉，搅拌均匀；面粉倒入备好的盘子中，将鱼排蘸上面粉，再放到蛋液中。

Step3 锅用中火加热，注入食用油，放入鱼排，煎3分钟，将鱼排翻面，继续煎3分钟至表皮金黄；关火，将煎好的鱼排盛至备好的盘中，食用时加上生抽即可。

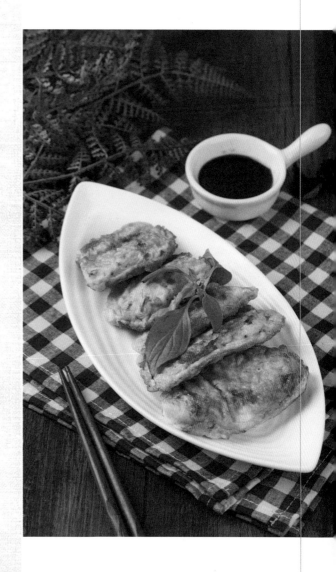

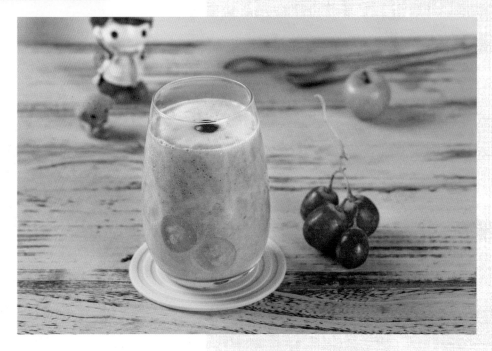

葡萄苹果汁

功效：健脾和胃、润肠通便

材料：葡萄 100 克，苹果 100 克，柠檬 70 克

调料：蜂蜜 20 克

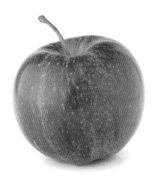

做法：

Step1 将洗好的苹果切瓣，去核，再切成小块；取榨汁机，选搅拌刀座组合，倒入切好的苹果，倒入洗净的葡萄。

Step2 倒入适量矿泉水，盖上盖，选择"榨汁"功能，榨取葡萄苹果汁。

Step3 揭盖，倒入适量蜂蜜；盖上盖，选择"榨汁"功能，继续搅拌一会儿；揭盖，把榨好的果汁倒入杯中，挤入几滴柠檬汁即可。

芒果汁

功效：美化肌肤、防治便秘

材料：芒果 125 克
调料：白糖少许

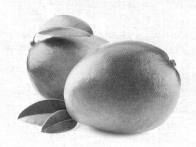

做法：

Step1 洗净的芒果取果肉，切小块；取备好的榨汁机，倒入切好的芒果。

Step2 加入少许白糖，注入适量纯净水，盖好盖子，选择"榨汁"功能，榨出芒果汁。

Step3 断电后倒出榨好的芒果汁，装入杯中即成。

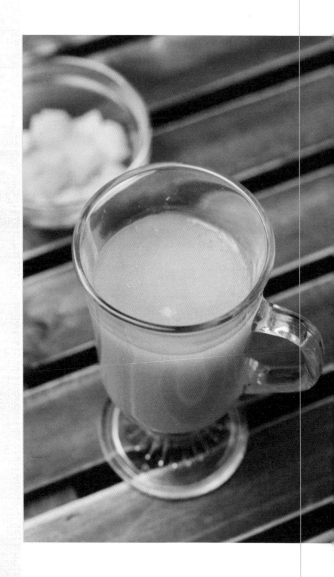

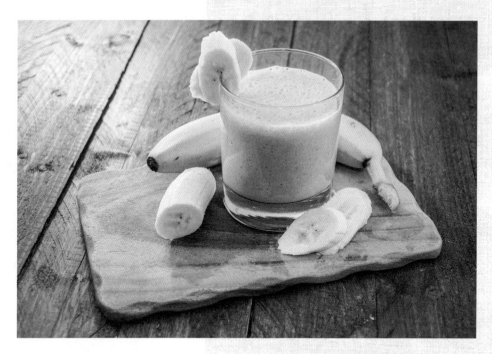

香蕉猕猴桃汁

功效：助消化、防止便秘、清除体内有害代谢物的堆积

材料： 猕猴桃100克，香蕉100克

调料： 蜂蜜15克

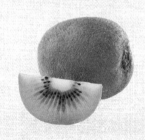

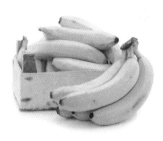

做法：

Step1 香蕉去皮，将果肉切成小块；洗净的猕猴桃去皮，对半切开，去除硬芯，再切成小块，备用。

Step2 取榨汁机，选择搅拌刀座组合，倒入切好的猕猴桃、香蕉，加入适量矿泉水，盖上盖，选择"榨汁"功能，榨取果汁。

Step3 揭开盖子，加入适量蜂蜜；盖上盖，再次选择"榨汁"功能，搅拌均匀；揭盖，把搅拌好的果汁倒入杯中即可。

芹菜梨汁

材料： 雪梨 150 克，芹菜 85 克，
黄瓜 100 克，生菜 65 克
调料： 蜂蜜 10 毫升

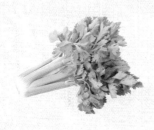

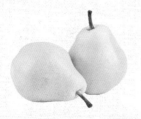

做法：

Step1 洗净的黄瓜切小块；洗好
的生菜切小段；洗净的芹菜切小
段；洗好的雪梨取果肉，切小块。

Step2 取榨汁机，倒入部分材料，
选择第一档，榨出汁水；断电后
分三次放入材料，榨出汁水。

Step3 将榨好的蔬果汁滤入杯中，
调入蜂蜜即可。

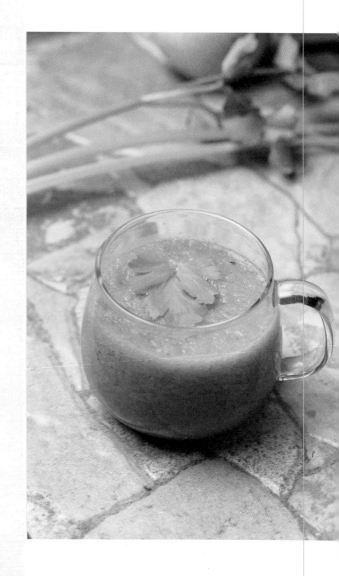

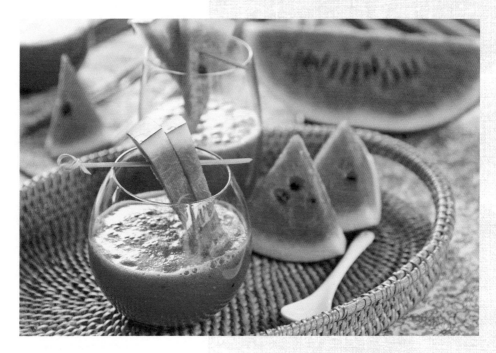

西瓜草莓汁

功效：明目养肝、清热利尿、
快速补充水分和糖分

材料： 去皮西瓜150克，草莓
50克，柠檬半个

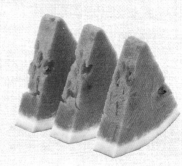

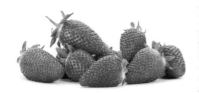

做法：

Step1 西瓜切块；洗净的草莓去蒂，切块，待用；
将西瓜块和草莓块倒入榨汁机中。

Step2 挤入柠檬汁，注入100毫升凉开水；盖上
盖选取"榨汁"功能，榨取水果汁。

Step3 断电后将果汁倒入杯中即可。

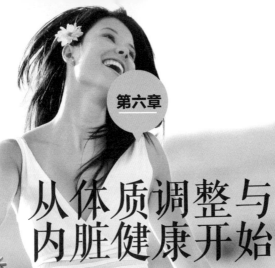

第六章

从体质调整与
内脏健康开始

我们首先需要通过身体、脉络的表证判定病症是什么、成因为何，才能治病。任何病症，都有其不同的原因和机理，找到原因，再对症下药，方可药到病除。知道自己的体质类型，才能有的放矢地进行"治未病"健康调养，起到改善体质、养生保健之作用。盲目调补，不如不补。个人体质确实与父母遗传、妊娠孕产有关，但后天调养也至关重要。养护不当，体质下降；调养适度，体质平和，体态优美。

不同体型的肥胖原因

　　不同的体型所形成的肥胖原因有所不同。人的体质不同，因此不同的人即使摄入了相同的能量，吸收状况也是不同的，这就解释了为什么有的人非常能吃身材依然十分苗条，而有的胖子反而并不是很能吃的现象。

　　中医讲究望、闻、问、切，其中的"望"，更是非常重要的四诊法之一。望诊通过观察患者的神、色、形、态、舌的外部表现及人体的一些分泌物、排泄物的色质形态来了解病患的情况。"望"分为望神、望舌色、望形态、望色四部分，其中以"望形"最重要，我们这里说的"望"指的是看病患肥胖体型，也就是看垃圾在经络中的堆积状态如何。比如女性在生过孩子之后、男人在四十岁之后容易发胖，这都是由于心、肾功能下降，不能及时将体内的垃圾排出体外而导致的。

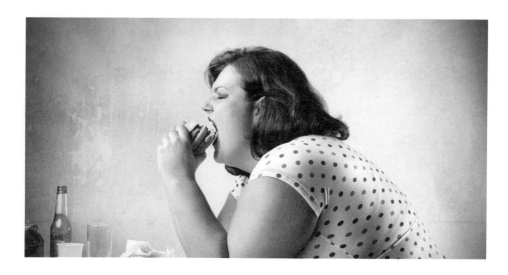

身体各部分肥胖成因

● 腰腹、臀部的肥胖

　　这种整体的肥胖，大多是由于脾肾功能低下，无法把身体各部位的废水垃圾及时输送而形成的。从人体整个循环来看，脾脏负责把水分输送到了人体的中间部分，接下来的工作交给肾脏，它负责把水排出体外。当你发现自己的腰、腹、臀部比较胖时，往往是由于肾脏功能力低下无法及时把废水排出体外，久而久之这些废水就堆积在肾脏附近的区域。

● 大腿的肥胖

大腿肥胖，俗称萝卜腿。萝卜腿的成因可能是有些人长期坐着办公，而形成萝卜腿的主要原因是胆功能较弱，胆汁是从肝脏中分泌出来的一种液体，它帮助人体分解食物，把它们转化成蛋白质。胆经是一条经络，它从头部一直延伸至脚，胆经途径大腿外侧的一段，比较孤立，没有和其他经络相连，当胆功能不强时，体内垃圾经过胆经时在大腿

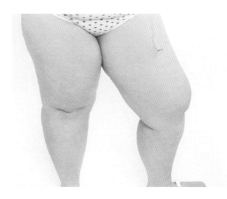

就会沉积下来形成脂肪，也就是俗称的萝卜腿。运动能使经络畅通，一些比较喜欢运动的人，垃圾就会往下流，但这并不能解决根本问题，往往会使小腿变粗。解决办法就是中医俗称的敲胆经，敲打大腿外侧的经络，以达到刺激胆汁分泌的效果，使经络畅通。

● 面部脂肪堆积

有些人的额头上容易出现皱纹，一是由于年龄增大，新陈代谢下降的缘故，二是因为皮下脂肪增多而导致的。额头上方刚好是大肠经络经过的部位，由此可推断这个部位的脂肪增生是由于大肠经功能出了问题，使两侧的脸颊显得肥厚。下巴上方离耳朵比较近的部位脂肪增多，可能是小肠经出了问题，因为这是小肠经通过的部位。胃部出了问题会影响正面脸颊、眼下及鼻子两侧，使此处脂肪增生看起来比较肥厚。

误区：瘦人的体内没有垃圾。这种理解是错误的，一些肺气弱的人，导致身体无法正常吸收水分，因而水并没有被送达其他器官就直接排出了，体内产生的垃圾，也会在体内堆积，只是垃圾中的水分很少，也就是失水垃圾，体积并不大，因此看起来不胖。但是如果进行合理的调养，肺功能有所改善，身体开始正常排除垃圾时，这些垃圾便会在身体组织之间流动，这时体重会在很短的时间内上升，瘦子也就可能变成胖子了。

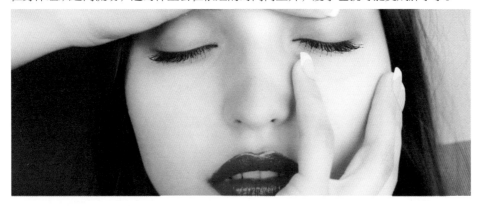

| 主要脏器对肥胖的影响

● 肠胃问题是肥胖主要原因之一

肠胃不好的人体质一般不会很好，从而免疫力降低，幽门杆菌等一些肠道细菌的感染几率就会升高，因此很自然就会产生溃疡的现象，长期的消化不良，会引起脾虚，然后导致肥胖。一些年幼的儿童，家长如果不注意卫生，很容易在这个时期形成胃肠感染，使孩子患上小儿肥胖。

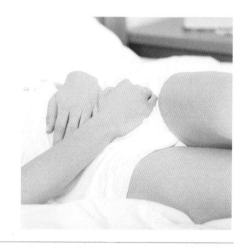

● 心脏对肥胖的影响

心脏好比人体的"水泵"，当心脏的能力降低时，就会导致"泵"的扬程不足，也就无法把血液输送到人体的各个部位去，导致身体的各器官活力降低，经络体液流动减慢，排出废物的效率自然也就低了。我们经常见到一些肥胖的人，常常伴随着心脏衰弱，但其实本质原因是因为心脏衰弱而导致的肥胖，并不是肥胖引起的心脏疾病。

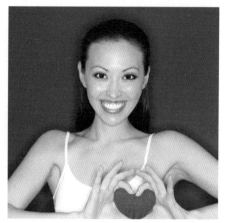

● 脾脏和肥胖的关系

中医五行理论中提到，心属火，脾主土，火能生土，心脏的能力如果得到提升，就能够提升脾的能力。脾是人体免疫系统中非常重要的器官，脾虚的体质多半形成于幼年时期，许多疾病的根源都和幼年的生活习惯有直接而密切的关系。

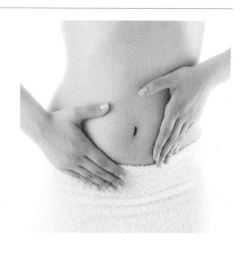

降低内脏脂肪

| 什么是内脏脂肪

　　根据脂肪堆积的部位不同，肥胖被分为两种类型：一种是皮下脂肪型肥胖，即皮下聚积脂肪造成的肥胖，这个我们前面已经介绍过，它的特征是腹部、大腿、臀部等下半身聚积脂肪，也被称为梨形肥胖；另一种是内脏脂肪型肥胖，脂肪堆积在腹腔内，所以突出的是腹部肥胖，也就是我们常说的啤酒肚，多见于中老年男性和更年期以后女性。体内存在过多的内脏脂肪，就会增加患糖尿病、心脏病和其他各种代谢性疾病的机会，所以内脏脂肪也被称为"危险的脂肪"。

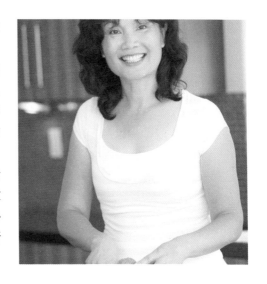

| 内脏型肥胖的原因

● 遗传因素

　　内脏脂肪的产生与基因有一定关系，据调查，黄种人发生内脏型肥胖的概率比较高。少数胖得出奇的人，就可能和基因变异有关。

● 能量代谢失衡

　　吃得较多运动较少或者两者都有，使热量摄入大于热量消耗，就会引起脂肪在体内的储存。当皮下的脂肪无处可去了，脂肪就向内转移，转而堆积到内脏去了。即使有一些人的体重和体重指数都很正常，也并不意味着他就是安全的，他的内脏脂肪面积可能已超标。

● 长期承受高压易患内脏型肥胖

　　体内内分泌紊乱、长期经受工作和生活的巨大压力、精神时刻处于紧张状态和经常喜欢熬夜的人，会导致体内的皮质激素水平超标，从而引起内脏脂肪堆积。

| 内脏肥胖的危害

在内脏周围，有适量的脂肪是正常的，尤其是肾脏、肠膜附近存在脂肪可以起到支撑和固定内脏的作用，但是如果这些脂肪过多，也会影响内脏正常功能。比如心脏脂肪过多，人一活动马上就会心慌气短，这是因为心脏活动时受到周围脂肪组织的挤压。多余的内脏脂肪还会在新陈代谢过程中产生毒素，破坏有益菌，它是导致内脏中毒并降低其机能的罪魁祸首。

内脏肥胖容易引发代谢系统综合征，导致高血压、中风、糖尿病、血脂异常等病症，以腹部为中心囤积脂肪的内脏脂肪型肥胖者，比皮下脂肪型肥胖者更容易患上糖尿病、高血脂、高血压病等病症。

| 如何检测内脏型脂肪肥胖

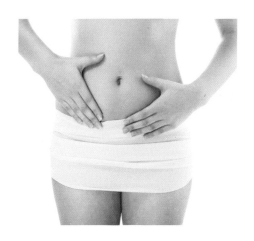

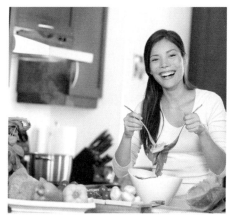

● 内脏型肥胖的判断标准

注意检测腹腔内脂肪面积，可以用CT或者磁共振进行扫描，将其结果用特殊的软件进行分析，就可以计算出腹腔内脂肪的面积。这个数值能比较准确地反映出内脏脂肪堆积的程度。日本把腹腔内脂肪面积 > 100 平方厘米诊断为内脏型肥胖。在我国虽然还没有具体的诊断标准，但经研究发现，中国人的腹腔内脂肪面积达到 80 平方厘米左右时，就可能发生代谢异常。

● 针对内脏减肥的饮食调节

要想减去内脏多余的脂肪，一日三餐要求定时定量，对内脏减肥尤其重要。早餐强调营养搭配合理，并且一定要吃饱，中餐要吃好，晚餐吃少，减肥期间不要吃零食，尤其是甜食。很多人有晚上吃夜宵习惯，这样很容易造成代谢功能的紊乱，形成内脏肥胖。经常饮酒的人，易患上脂肪肝，这是内脏肥胖的常见形式。

有益于内脏减肥的几种食物

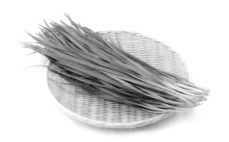

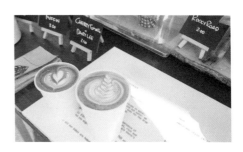

● 韭菜——降低血脂

韭菜不仅营养丰富，还有一定的药用价值，韭菜含有挥发性的精油和硫化物，具有促进食欲和降低血脂的作用。

● 咖啡

运动之前喝咖啡能更有效地燃烧脂肪。值得注意的是，喝咖啡的时候，不要放太多砂糖，也不要一边喝咖啡一边吃点心。

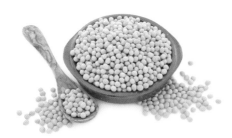

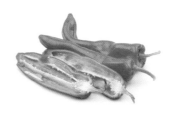

● 富含卵磷脂的食物

卵磷脂具有乳化的作用，能够溶解脂质，防止内脏脂肪的蓄积。富含卵磷脂的食物有蛋黄和大豆等，能减少多余的脂质。

● 富含辣椒素的食物

辣椒素能刺激中枢神经，促进肾上腺皮质分泌腺上素，从而活化分解脂肪的脂肪酶，使脂肪易于作为能量消耗掉。

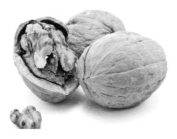

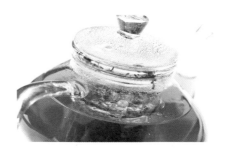

● 甲壳质

甲壳质是化学反应后的动物性食物纤维，能抑制分解脂肪的胰蛋白酶，使肠道吸收的脂肪减少，体内就不易积存脂肪。

● 乌龙茶

乌龙茶中含多酚和咖啡因，前者使肾上腺素分泌增加，后者抑制肾上腺素的分解，两者相加能促进消耗体内蓄积的脂肪。

提高新陈代谢

| 新陈代谢与肥胖

错误的方式会让你越减越肥。我们身边总有一些人为了减肥节食，其结果往往是不但把身体弄得虚弱不堪，反而越减越肥，这是什么原因呢？问题可能是由于他们的新陈代谢，也就是人体代谢的"运转速度"。新陈代谢决定了身体的热量消耗比例，新陈代谢快，人体的热量也就消耗得快；反之新陈代谢慢，则吸入的很大一部分热量将转化成脂肪储存在体内。

人体要维持心跳、血压、循环、呼吸、体温以及体内每个细胞正常运转需要消耗能量。这个能量消耗的过程就叫作基础代谢。每天或每小时的基础代谢消耗了多少能量，就用基础代谢率来表示。基础代谢率高，意味着安静时身体消耗的能量多。

30 岁以前的瘦子，30 岁以后的胖子。据统计，婴儿的代谢率约为老年人的 2 倍；成长期的青少年，因为有生长激素作用，可增加 15% ~ 20% 的新陈代谢速率，因此吃得多也不会发胖，多余的热量都被身体成长所消耗了。25 岁以后，陈代谢速率就会慢慢地下降，身体热量的消耗少了，即使和从前吃一样多的东西也有可能造成能量过剩。相比之下雄性激素可以加快新陈代谢率，因此年轻的男性较之女性不容易发胖，而女性过了 30 岁，就很容易出现身材变形的问题，这一切的罪魁祸首就是新陈代谢。它的速度会随着年龄增加而减缓，大约平均每 10 年降低 2%，如果你 30 岁还和 20 岁吃得一样多，但活动量并没有增加，那么 20 岁的瘦子很容易就变成 30 岁的胖子了。

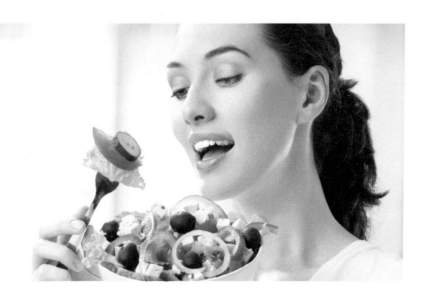

| 刹住新陈代谢这辆快车

● 吃慢新陈代谢

减少饮食中的脂肪

一个人的胖瘦很大程度上不止取决于热量摄入的多少,最关键的是要看热量的来源。如果热量相同的两种食物,一种含有丰富的脂肪,另一种主要由蛋白质和碳水化合物组成,哪种食物更让人容易发胖呢? 答案不言而喻当然是前者。这主要是因为脂肪会减慢新陈代谢的速度。因此,多摄入含丰富蛋白质和碳水化合物的食品可以加快人体的新陈代谢,相反的摄入脂肪过多就很容易变胖。

碳水化合物的选择

需要注意的是,并不是所有的碳水化合物都能使热量消耗。那么我们该如何选择碳水化合物呢? 多糖食品就是最好的选择,比如蔬菜、水果、纯谷类面包和谷类都是多糖食品。淀粉和糖类食物不会有效增加身体的代谢率,吃了这些食物,仅仅有 4% 的能量会产生热量白白耗散。

● **注意事项**

不要尝试绝食减肥。因为节食的时候,营养平衡很容易遭到破坏,这样体重减轻了,也只是暂时现象,恢复饮食后维持体重也很困难,轻易就会反弹,严重的还会引发厌食症。

运动加快新陈代谢。运动可以消耗大量的能量。在激烈运动的时候,代谢速率可达静卧时的 20 倍,睡眠则会降低人体的新陈代谢率。即使停下运动后,能量消耗也会继续维持一段较高的水平。据研究显示,肌肉的比例越大,代谢率也就越高。因此,经常运动的人由于肌肉结实,会比不运动的人消耗更多能量,每一磅肌肉每天可以提高 15 卡路里的代谢率。锻炼肌肉的最有效的方式是重量练习。心肺运动也可以提高新陈代谢率,强度不同的心肺运动可以使新陈代谢提高 20% 到 30%,练习结束之后的 12 小时内,每增加一个等级的运动量,身体就会将新陈代谢的速率提高 10%。

体内淋巴液与血液循环是否通畅,决定身体对于废物、毒素等物质的排除速度。因此,通过正确的按摩手法,能维持血液循环的顺畅,加速代谢,顺利排泄体内废物。

● 热水澡促进新陈代谢

反复热水浴的方式，能促进血管收缩、扩张，并刺激汗腺发汗，每次泡澡3分钟，休息5分钟再入热水浴，重复三次，就能在不知不觉中消耗大量能量，效果相当于慢跑1000千米。泡澡还能促进新旧角质更新，保持肌肤光滑细致。

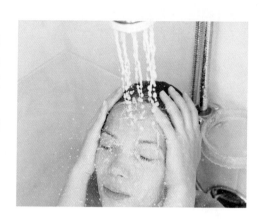

●注意事项

心脏病人不适宜用泡澡法加快新陈代谢，可以用热水泡脚的方式取代，这样可以使脚部微血管扩张，促进全身血液循环，还可增加细胞通透性，提高新陈代谢，同时达到健身祛痰的作用，并且改善双脚冰冷的情况。

另外，新陈代谢速度快慢取决于体内淋巴液与血液循环是否通畅，决定身体对废物、毒素等物质的排出速度。因此，通过正确的按摩手法，能维持血液循环的顺畅，加速代谢，排泄体内废物。

| 几个可以帮助促进新陈代谢的穴位

百会穴：预防过量饮食、便秘。左右两耳尖向上升，在头部连接后的交叉点，即为百会穴。它可以起到安神宁心，预防饮食过量的作用。

攒竹穴：缓和眼睛的疲劳和水肿。眉头下方凹陷之处即是。眼睛疲劳以及头痛，都会引起眼部四周的水肿。此穴位可以缓和不适。

太阳穴：消除眼睛疲劳、水肿。太阳穴位于眼睛与眉毛间的侧面，向后约1横指处，快接近发际处。此穴位可促进新陈代谢。

球后穴：提高小肠的机能。球后穴位于面部，眶下缘外1/4与内3/4交界处。此穴位能调整小肠机能，帮助吸收。

颊车穴：消除脸颊的水肿。沿脸部下颚轮廓向上滑，就可发现一凹陷处，即为此穴位。它可以有效消除因摄取过多的糖分所造成的肥胖。

肠道健康，让排泄顺畅

肠道健康关乎生命安危

"自身中毒"学说由著名科学家梅契尼可夫提出，他形象地描绘了人体的肠道环境，并指出肠道是人体内最大的微生态环境，它的正常或失调，对人体的健康造成重要影响。大肠内微生态环境一旦失调，一些有害细菌产生的毒素便会被肠壁细胞吸收，导致人体慢性中毒，使身体提早衰老。

肠道的老化，严重的可危及生命与健康。因为益菌群的减少，如双歧杆菌等，使那些荚膜杆菌、梭菌、大肠杆菌等恶性

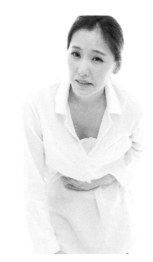

细菌便会在大肠内肆无忌惮的生长，这些细菌会产生危害人体的有害毒素，导致肠道内硫化氢、氨、酚、靛基质等有毒物质增多。这些毒素会被吸收入血液，输送到心、脑、肝、肾等重要脏器造成危害，使人体早衰。

肠道健康与肥胖

淋巴系统的主要功能是抵御细菌、排除毒素，它遍布人体全身。这些毒素经由人体的排泄器官排出体外，如汗腺、肠道、肾脏等都是主要的排泄器官。这其中最主要的就是肠道了，因为 70% 的淋巴系统分布于肠道。如果肠道内的毒素没有及时得到清理，那这些毒素就会从淋巴系统再渗回人体的各部位。中医称之为体虚，是发胖的根本原因，关于这点我们在上一章已有介绍。除此之外，体内宿便不清除，肠道就会因负担过重而致变形，这时将会加剧宿便的问题。很多时候妇女的小腹突出，就是由于宿

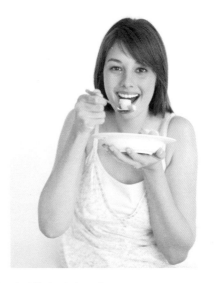

便引起的，肠道功能下降，不能将体内垃圾及时排出导致肥胖。

| 减肥不当引起的肠道老化

有些人比较偏好节食减肥，但这种减肥方式容易导致肠道提早老化。一般情况下，"肠道年龄"是和生理年龄相差不大的，但现在很多年轻人因为崇尚节食减肥患上了肠道疾病，检查中发现，有些患者的肠道颜色呈现出灰色，这正是肠道老化的先兆。许多节食减肥者也出现了"肠道年龄"和生理年龄差异很大的情况。有的 20 多岁的女孩，她的肠道年龄却接近 40 岁。

为什么会导致这种情况呢？因为长期节食减肥，很容易导致肠道内环境改变，使肠道内有益菌群减少，而有害菌群却在增加，最终导致肠道菌群失调，加速了肠道功能老化。据统计显示，如果一星期不吃饭，只吃零食，只排便一次，这样原本体内应有 10% 至 15% 的有益菌，最后会仅剩下 0.001%。

| 让肠道永葆青春

膳食结构平衡合理。三餐饮食要做到粗细、荤素搭配合理，尤其要经常食用富含膳食纤维的食物，如全谷类、薯类、豆类、蔬菜瓜果等。因为膳食纤维不仅可以促进肠道蠕动，使垃圾尽早排出体外，而且还可以抑制有害细菌的活动，加速胆固醇和中性脂肪的排泄。除此之外，还要做到吃饭定时定量，不酗酒，注意饮食卫生等。

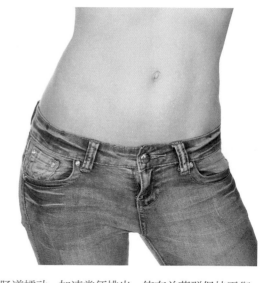

适度运动锻炼。运动可以起到保护肠胃的作用，但贵在坚持。可以选择自己喜爱的运动项目，每天进行一小时的体育锻炼，可以防止肠道老化。比如俯卧撑、揉腹等，这些有利于增强腹肌的运动，可以促进肠道蠕动，加速粪便排出，使有益菌群保持平衡。

情绪健康有利于肠道保健。肠道俗称人体的"第二大脑"，所以情绪是否健康直接关系到肠道的好坏。如果一个人压力过大、情绪紧张、容易恼怒、经常发愁等，那么这些情绪肯定会很快作用到他的肠道，引起肠道功能紊乱，内部微生态环境失衡。平和的心态是身体健康的根本，要学会调整和控制自己的情绪，面对压力进行合理调节，对维护肠道健康大有裨益。

| 排泄通畅，肠道健康

● 治疗排泄不通畅的小秘方

排泄不通畅，对于现代人来说是一个常见的健康问题，尤其是现在人的生活质量提高了，大鱼大肉吃得多，再加上不喜欢运动，结果便秘接踵而至，长期排泄不通畅还可能引起痔疮。下面给大家介绍一些好用的食疗小秘方。

煮豆

做法：用三倍于豆量的水将豆浸泡一晚上，然后加热。开锅后再次加水，继续煮，直到将豆煮软，然后加入适量的砂糖，煮到适合自己喜好的柔软度即可。市场上卖的煮豆比较甜，自己制作时可以根据口感，尽量少放砂糖，过多的糖分不但容易发胖，还会对身体健康造成威胁。

效用：豆子煮熟后很容易被肠胃吸收消化，并且有助于补充食物纤维，对肠道保健十分有益。

煮豆的材料：
菜豆类：金时豆、虎豆、花斑豆、大福豆
豌豆类：甜豌豆（青豌豆）
大豆类：黑大豆、凉拌豆（青大豆）

芝麻

芝麻含有丰富的膳食纤维和调整肠功能的维生素 E，是帮助肠道清洁的十分理想的食品。芝麻中含有一种特有的抗氧化物质称为芝麻素酚，这种物质的作用是可以降低胆固醇，对减缓肠道衰老有很好的效果。芝麻还含有大量的芝麻素酚三配糖体，它们与肠内细菌结合后可以转变成芝麻素酚，可以发挥出较强的抗氧化作用。

● 排毒通便小体操

在就寝前可躺着进行的体操：

1.仰卧、屈膝，用肩和腿的背面支撑体重，将腰抬起。缓慢、反复地进行 5 次左右。

2.仰卧、腿伸直，双腿抬起，高度为距地板 15 ～ 30cm，保持约 10 秒。反复进行 5 次左右。

3.仰卧，腹部用力将头抬起，保持此状态约 10 秒。反复进行 5 次左右。

做完运动之后，伸直腹肌，进行伸展运动，这样不会给肌肉留下疲惫感。

高血脂

| 认识高血脂

　　血脂是人体血浆内所含脂质的总称，其中包括胆固醇、甘油三脂、胆固醇脂、磷脂β～脂蛋白、未脂化的脂酸等。当血清胆固醇超过正常值 230 毫克 /100 毫升，甘油三脂超过 140 毫克 /100 毫升，β～脂蛋白超过 390 毫克 /100 毫升以上时，即可称之为高脂血症。

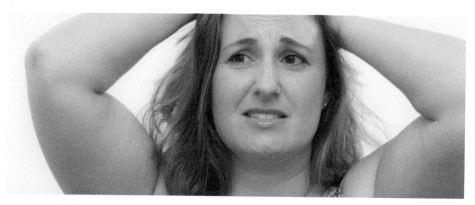

| 高血脂的成因

● 遗传因素

　　遗传可以引发高脂血症，它可以通过细胞作用于患者，表现为细胞表面脂蛋白受体缺陷以及细胞内某些酶的缺陷（如脂蛋白脂酶的缺陷或缺乏），也可发生在脂蛋白或脂蛋白的分子上，大多由于基因缺陷引起。

● 饮食因素

　　饮食因素是导致高血脂的最主要原因，高脂蛋白血症患者中有很大一部分是与饮食习惯不当引起的。如果摄入过多糖类，就会影响胰岛素分泌量，加速肝脏极低密度脂蛋白的合成，易引起高甘油三酯血症。摄入过多胆固醇和动物脂肪也会形成高胆固醇血症。

● 继发性高血脂

　　是由于患有其他原发性疾病引起的高血脂症，比如糖尿病、甲状腺功能减退、肾病综合征、肾移植、胆道阻塞等病症。

高血脂与其他疾病

● 血脂与冠心病

冠心病又叫做冠状动脉粥样硬化。冠状动脉是专门给心脏供血的动脉，由于过多脂肪沉积，造成动脉硬化，使血流受阻，引起心脏缺血，发生一系列症状，即冠心病。诸多引起冠心病的危险因素中高血脂是引起冠心病的重要危险因素之一。

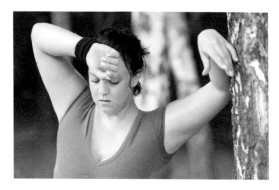

● 血脂与糖尿病

半数的糖尿病患者患有高脂血症，积极治疗高血脂对控制血糖、预防并发症大有好处。调整血糖能一定程度改善血脂，但要达到理想水平，还需调脂药干预治疗。糖尿病与脂代谢的治疗状况已成为糖尿病患者病情控制的重要内容。

● 血脂与脂肪肝

脂肪在肝内大量蓄积就会导致脂肪肝。高血脂患者很容易患上脂肪肝，血脂的高低与脂肪肝有着十分密切的关系。因此调脂是治疗脂肪肝的主要方法。

预防高血脂

● 适合的运动项目

根据自身的身体情况，可选择长距离步行或远足、慢跑、骑自行车、体操、太极拳、气功、游泳、爬山、乒乓球、羽毛球、网球、健身操及健身器等。

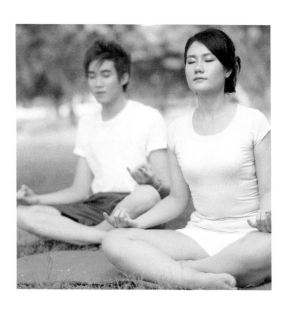

● 掌握运动强度

运动时心率为本人最高心率的 60% ~ 70%，约相当于 50% ~ 60% 的最大摄氧量。一般 40 岁心率控制在 140 次 / 分；50 岁 130 次 / 分；60 岁以上 120 次 / 分以内为宜。

| 抗高血脂的药物——三七花

主要成分

三七皂苷、多糖类、黄酮类、三七素等。

主要功效

三七花性凉味甘，具有清热、解毒、
凉血、降血压、调脂、免疫调节、活
血通脉、养生抗衰、消炎镇痛的作用。
其所含人参二醇型三七皂甙、黄酮、
多糖等有效成分，具有显著地平肝、
祛痰、平喘、镇痛安眠、扩冠、抗过敏、

促进血清蛋白及 DNA、RNA 合成和排毒养颜的功效，而且对由血热、湿毒引起
的青春痘（暗疮）、口边起泡等也有疗效。对由气血虚引起的眩晕、恶心、呕吐、
头痛、心跳、失眠、情绪不定等，由肝火旺引起的手心烫、脾气爆躁、夜咬牙等，
也都有很好的疗效。

用法与用量

每次取本品3～6朵用开水（200毫升）冲泡饮用；或用10克文山三七花、4个鸡蛋，
先将三七花和鸡蛋同煮10分钟，然后将鸡蛋敲碎壳再煮30分钟，花和鸡蛋同吃，
还可治疗高血压。

| 刮出体内"油水"的食物

控制血脂，饮食最重要，应长期坚持。
如果长期注意饮食疗法，可使升高的血脂下降
10%～20%。对于轻度血脂异常者，只要坚
持控制饮食，不服药也可能使血脂至正常水
平；对于血脂升高明显者，在服用调整血脂药
物的同时，也应以饮食治疗为基础，否则药物
的疗效也将因不合理的饮食而降低。

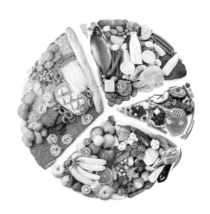

1 燕麦

具有降胆固醇和降血脂作用。由于燕麦中含有其他谷物所没有的可溶性食物纤维，其容易被人体吸收，且热量低，既有利于减肥，又适合心脏病、高血压和糖尿病人对食疗的需要。

2 玉米

含丰富的钙、磷、镁、铁、硒及多种维生素和胡萝卜素等，还富含纤维质。常食玉米可降低胆固醇并软化血管，对胆囊炎、胆结石和糖尿病等有辅助治疗作用。

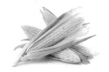

3 洋葱

洋葱含有环蒜氨酸和硫氨酸等化合物，有助于血栓的溶解。洋葱几乎不含脂肪，故能抑制高脂肪饮食引起的胆固醇升高，有助于改善动脉粥样硬化。

4 芹菜

含有较多膳食纤维，特别是含有降血压成分，也有降血脂、降血糖作用。

5 红枣

多食能提高机体抗氧化能力和免疫能力，对降低血中胆固醇、三酸甘油酯也很有效。

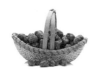

6 山楂

可调节心肌，增大心室、心房运动振幅及冠状动脉血流量，还能降低血胆固醇，促进脂肪代谢。

7 山药

其黏液蛋白能预防心血管系统的脂肪沉积，保持血管弹性，防止动脉硬化，减少皮下脂肪沉积，避免肥胖。

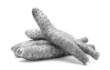

8 地瓜

有较强降低血中胆固醇、维持血液酸碱平衡、延缓衰老及防癌、抗癌的作用。其富含膳食纤维和胶质类等排便物质，可谓"肠道清道夫"。

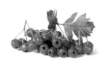

9 苹果

苹果果胶具有降低血中胆固醇作用，苹果还含丰富的钾，可排除体内多余的钠盐。如每天吃苹果，对控制血压、血脂均有好处。

高血压

| 认识高血压

高血压在人群中的患病率高达 10% ~ 20%，它可导致脑血管、心脏、肾脏的病变。

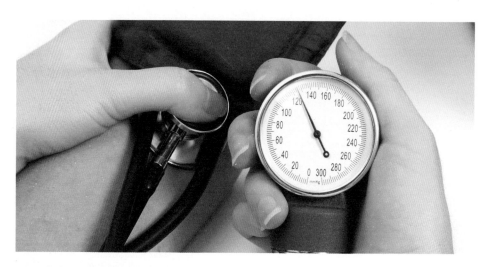

| 高血压易患人群

1. 遗传：如直系亲属中有高血压病人，那么你患上高血压的概率就要比一般人高。

2. 肥胖者：内脏型肥胖者很容易患上高血压，特别是一些腹部肥胖者。

3. 高盐食物（即重口味）者：人体的最佳盐量为每人每日不超过 6 克。如果能长期保持可使 25 岁至 55 岁人群的收缩压降低 9 毫米汞柱，到 55 岁时冠心病的死亡率可降低 16%。

4. 有吸烟、酗酒等嗜好者：烟草中所含的剧毒物质尼古丁能刺激心脏和肾上腺释放大量的儿茶酚胺，使心跳加快，血管收缩，血压升高。

5. 体力活动少的人。

6. 性情急躁易怒者和长期精神集中者。

| 高血压与肥胖

肥胖是心血管疾病的主要危险因素。高脂膳食、静止的生活方式和遗传是肥胖发生的主要原因。肥胖属于高血压的危险因素之一。随着人体ＢＭＩ（身体质量指数）的增加，血压会随之增高，这表明肥胖与血压呈正相关。研究表明，在控制其他危险因素后，

ＢＭＩ每增加一个单位（kg/m²），高血压的发生危险 5 年内可增加 9%。肥胖是预测和加重心血管疾病的独立危险因素。胰岛素抵抗、神经内分协调节紊乱、RAAS 和交感神经活性等在肥胖相关高血压的发生与维持中可能起重要作用。有高血压和肥胖家族史的后代，其血压与体重均会受到明显影响，说明二者的发病有遗传倾向。

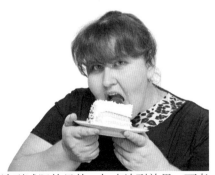

针对易患高血压的肥胖人群，首先应推荐的是非药物治疗，通过改善不良的生活习惯达到减肥的目的，如未达到效果，可考虑选用减肥药。若减轻体重后血压仍然较高，再根据情况进行药物治疗。

| 高血压的保健

● 培养合理的生活习惯

日常生活中要注意劳逸结合，保证足够的睡眠，参加力所能及的工作、体力劳动和体育锻炼。注意饮食调节，以低盐、低动物脂肪饮食为宜，并避免进食富含胆固醇的食物。肥胖者适当控制食量和总热量，适当减轻体重，不吸烟。服用少量镇静剂可减轻精神紧张和部分症状，可选用安定、溴化钾、苯巴比妥、利眠宁等。

● 适量运动

运动对高血压控制起到主要的作用，运动不但能够促进血液循环，降低胆固醇，并促进食欲，从而促进肠胃蠕动，并起到改善睡眠的作用。长期坚持运动的习惯，不但可以减肥，还可以降低血压，如散步、慢跑、骑自行车、太极拳、游泳等都是非常有效的有氧运动。

● 合理膳食

合理饮食对于高血压的防治起着非常重要的作用，合理的饮食可以使人不发胖，胆固醇合理正常。高血压人群做到合理膳食，主要要做到以下几点：

控制能量的摄入量

在糖类的选取上，高血压人群应尽量选择复合糖类，如淀粉、玉米，而避免葡萄糖、果糖及蔗糖的过多摄入。因为这些糖属单糖，容易引起血脂升高。

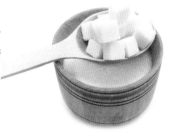

限制脂肪的摄入

做饭时，使用植物油。少食猪肉等红肉，多食海鱼。因为海鱼含有不饱和脂肪酸，能使胆固醇氧化，从而降低血浆胆固醇，还可延长血小板的凝聚时间，抑制血栓形成，防止中风。海鱼中还含有较多的亚油酸，对增加微血管的弹性，防止血管破裂，防止高血压并发症有一定的作用。

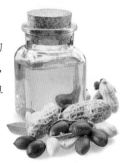

适量摄入蛋白质

每日摄入蛋白质的量为每千克体重1克为宜。每周吃2～3次鱼类蛋白质，可改善血管弹性和通透性，增加尿钠排出，从而降低血压。但需注意的是，如果是肾功能不全引起的高血压，应限制蛋白质的摄入。

多吃含钾、钙丰富而含钠低的食品

含钾高的食物有土豆、茄子、海带、莴笋；含钙高的食物有牛奶、酸牛奶、虾皮。

限制盐的摄入量

每日盐的摄入应在6克以下，这包括烹调用盐及其他食物中所含钠折合成食盐的总量。钠盐的减少有助于降低血压，减少体内的钠水潴留。

多吃新鲜蔬菜、水果

多吃新鲜蔬菜、水果，可补充人体所需的各种维生素及膳食纤维，有益于机体的健康。

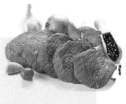

忌吃食物

牛肉、五花肉、排骨肉、鲱鱼、金枪鱼、香肠等加工熟食品、纤维硬的蔬菜、香辛料（辣椒、咖喱粉）、酒类饮料、盐浸食物（咸菜类）、酱菜类、咖啡。

宜吃食品

蔬菜类：白菜、胡萝卜、西红柿、百合、南瓜、茄子、黄瓜等。

水果类：苹果、橘子、梨、葡萄、西瓜。

饮品类：淡香茶、酵母乳酸饮料。

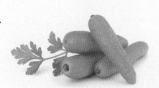

| 心理调节

血压高的人经常容易紧张、易怒、情绪不稳，这些都会导致血压升高，引起急性并发症。因此，高血压人群应注意改变自己的心态，进行适当的心理调节，培养对自然环境和社会的良好适应能力，避免情绪激动及过度紧张。要冷静、沉着，当面对精神压力时应释放出来，给自己减压，可以向朋友、亲人倾述出来或参加运动调节。

● 按摩法降压六字诀

擦：用两手掌摩擦头部的两侧各 36 次。

抹：用双手食指、中指和无名指的指腹，从前额正中向两侧抹到太阳穴，各抹 36 次。

梳：双手十指微屈，从前额发际开始，经过头顶，梳至后发际 36 次。

滚：双手握拳，拳眼对着相应的腰背部，上下稍稍用力滚动 36 次，滚动的幅度尽可能大一些。

揉：两手掌十字交叉重叠，贴于腹部，以脐为中心，顺时针、逆时针方向各按揉 36 次。

摩：按摩风池穴（枕骨粗隆直下凹陷与乳突之间，斜方肌与胸锁乳突肌的上端之间）、劳宫穴（手心中央）、合谷穴（手背面第 1、2 掌骨之间，近第 2 掌骨中点）、内关穴（前臂内侧、腕上 2 寸）等穴位各 36 次。

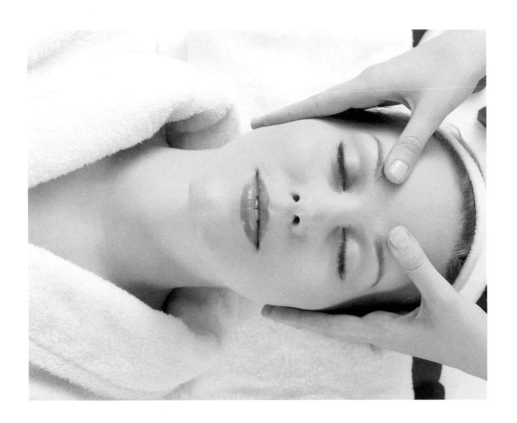

糖尿病

认识糖尿病

糖尿病是最常见的一种慢性病，它是由遗传和环境因素互相作用而引起的，以高血糖为主要标志，常见症状有多饮、多尿、多食以及消瘦等。糖尿病如果得不到及时有效的治疗，很可引起身体多系统的损害。比如胰岛素绝对或相对分泌不足以及靶组织细胞对胰岛素敏感性降低，引起蛋白质、脂肪、水和电解质等一系列代谢紊乱综合征，其中以高血糖为主要标志。临床经常出现多尿、多饮、多食、消瘦等表现，即糖尿病常见的"三多一少"症状。高血压和高血脂经常伴随糖尿病并发，同时脑血栓、脑梗死、心绞痛、心肌梗死等大血管并发症增多。

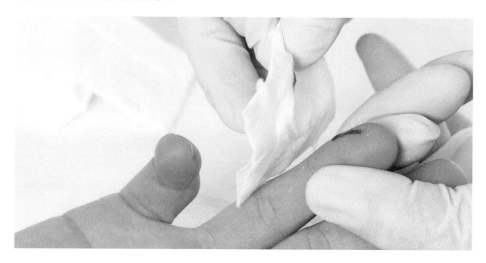

糖尿病的类型

● 1 型糖尿病

1型糖尿病多发生于青少年，其胰岛素分泌缺乏，必须依赖胰岛素治疗并维持生命。1型糖尿病患者在确诊后的 5 年内很少有慢性并发症的出现。

● 2 型糖尿病

多见于 30 岁以后中老年人，其胰岛素的分泌量并不低甚至还偏高，病因主要是机体对胰岛素不敏感（即胰岛素抵抗）。胰岛素抵抗在 2 型糖尿病中，几乎占到 90% 以上，是2型糖尿病的病发主要因素。2型糖尿病患者一般在确诊之前就已经有慢性并发症发生。

| 糖尿病的成因

肥胖与2型糖尿病的遗传因素基本一致，因此遗传基因缺陷导致肥胖的基因绝大多数也会引起2型糖尿病。而且肥胖与糖尿病的环境因素也很近似，摄入高能量、高脂肪的饮食和缺乏运动会导致肥胖，同样也会导致糖尿病。

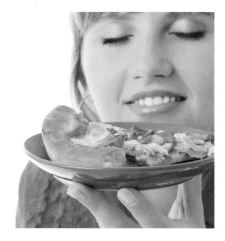

肥胖还导致了脂肪的存储空间不足，脂肪从脂肪细胞中逃逸与溢出，在非脂肪细胞内的异位沉积，引起"脂肪中毒"或称为"脂毒性"。例如，在胰岛B细胞内沉积，引起B细胞凋亡；沉积于肌肉细胞，抑制胰岛素信号传导，延缓葡萄糖进入肌细胞代谢；沉积于肝脏，引起脂肪肝和肝糖原元异生增加。肥胖导致胰岛素抵抗和糖尿病的核心问题是脂肪细胞因子的分泌异常和脂肪的异位沉积。

| 糖尿病的治疗

● 饮食控制

糖尿病治疗必须以饮食控制、运动治疗为前提

糖尿病患者应避免进食糖及含糖食物，减少进食高脂肪及高胆固醇食物，适量进食高纤维及淀粉质食物，进食要少食多餐。运动的选择应当在医生的指导下进行，应尽可能做全身运动，包括散步和慢跑等。在此基础上应用适当的胰岛素增敏剂类药物，而不是过度使用刺激胰岛素分泌的药物，才能达到长期有效地控制血糖的目的。饮食控制的原则是：

1. **控制摄入食物的热量。**把热量控制在一定的范围内，这样就可以把体重维持在理想状态。科学制定糖尿病食谱，平衡膳食，以达到足够营养；合理安排各种营养物质在糖尿病食谱中的比例，糖尿病人可以适量吃水果。

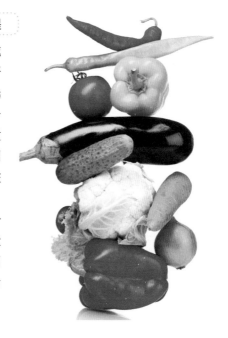

2. 低脂肪、适量蛋白质、高碳水化合物。 高碳水化合物要求放宽对主食的限制，对由单糖、双糖等组成的糕点、甜食应该限制。

3. 高纤维，饮食清淡。 多选择如粗粮、蔬菜等含膳食纤维多的食物，利于血糖和血脂的下降及大便的通畅。要少吃盐。

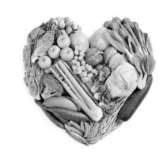

● 推荐运动

快慢步行： 采取快慢结合的方式，可以先快步行走 5 分钟，然后慢速行走（相当于散步）5 分钟，然后再快行，这样轮换进行。需注意的是步行速度根据身体状况而定，可分早晚两次进行。

室内运动： 蹲下起立——开始每次做 15 ～ 20 次，以后可增加至 100 次。仰卧起坐——开始每次做 5 次，以后逐渐增加至 20 ～ 50 次。

床上运动： 分别运动上、下肢，做抬起放下、左右分开等动作。适合体质较弱的患者。

● 糖尿病的自我按摩方法

糖尿病患者的自我按摩以胸腹部、腰背部、上下肢等部位的经络、穴位为主。一般采用先顺时针方向按摩 30 ～ 40 次，再逆时针方向按摩 30 ～ 40 次的方法进行。左右手交换进行或同时按摩。

按摩肾区	按摩腹部
清晨起床后及临睡前，取坐位，两足下垂，宽衣松带，腰部挺直。两手掌分别置于腰部肾俞穴（第二腰椎棘突下旁开 1.5 寸），上下加压摩擦肾区各 40 次，再采用顺旋转、逆旋转摩擦各 40 次。以局部感到有温热感为佳。	清晨起床后及临睡前，取卧位或坐位，双手叠掌，将掌心置于下腹部，以脐为中心，手掌绕脐顺时针按摩 40 圈，再逆时针按摩 40 圈。按摩的范围由小到大、由内向外可上至肋弓，下至耻骨联合。按摩的力量，由轻到重，以感觉舒适为宜。

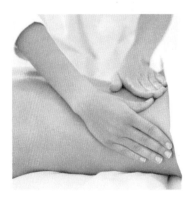

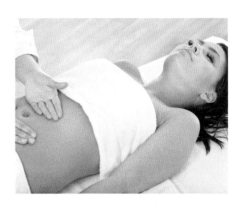

按摩上肢

按摩部位以大肠经、心经为主，手法以直线做上下或来回擦法，可在手三里（肘部横纹中点下2寸处）、外关（腕背横纹上2寸，桡骨与尺骨之间）、内关（腕横纹上2寸）、合谷（手背，第一、二掌骨之间，约平第二掌骨中点处）等穴位上各按压、揉动3分钟。

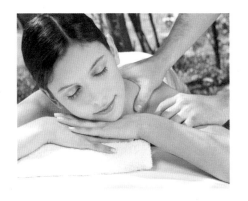

按摩下肢

按摩部位以脾经、肾经为主，手法以直线做上下或来回擦法为主，可在足三里（外膝眼下3寸，胫骨前脊外1横指处）、阳陵泉（腓骨小头前下方凹陷中）、阴陵泉（胫骨内侧髁下缘凹陷中）、三阴交（内踝高点上3寸，胫骨内侧面后缘）等穴位上各按压、揉动3分钟。

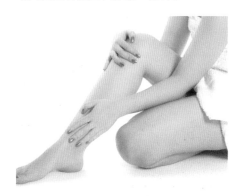

按摩劳宫穴

该穴位于第二、三掌骨之间，握拳，中指尖下。按摩手法采用按压、揉擦等方法，左右手交叉进行，每穴各操作10分钟，每天2～3次，不受时间、地点限制。也可借助小木棒、笔套等钝性的物体进行按摩。

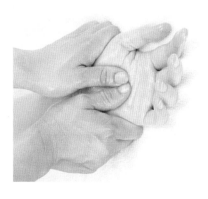

按摩涌泉穴

该穴位于足底（去趾）前1/3处，足趾跖屈时呈凹陷处。按摩手法采用按压、揉擦等方法，左右手交叉进行，每穴各操作10分钟，每天早晚各1次。也可借助足按摩器或钝性的物体进行自我按摩。

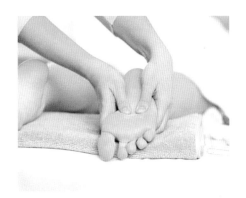

心脏病

| 认识心脏

　　心脏好比人体的"发动机"，它是一个非常强壮的、动力十足的强力泵。心脏对于身体来说，就像发动机与汽车。我们可以计算一下，如果一个人心脏每分钟的跳数是70次、假使他活到70岁，那么这个人一生中心脏跳动的次数接近26亿次，它的马力够强劲吧。

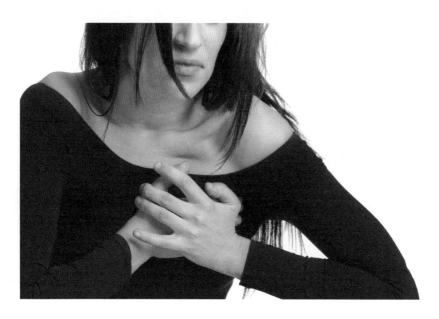

| 心脏病的分类

　　先天性心脏病。病因与母体在妊娠前期的疾病有关，或是服用的药物不当所致；家族病史与遗传相关。

　　冠状动脉心脏病。此种心脏病多是由于不良的生活习惯所导致，比如抽烟、喝酒。此外糖尿病、高血压等疾病使血管硬化狭窄，血流受阻，也可能导致此种心脏病。

　　高血压性心脏病。原因从名称可以看出，是因高血压引发的心脏病。

　　风湿性心脏病。这种心脏病是由于风湿热处理不当感染后，致使心脏瓣膜病变所导致的。

| 提早发现心脏病

常言道治病要趁早，亡羊补牢为时不晚。心脏病的预防与治疗的关键是一个"早"字。怎样才能在早期发现心脏病呢？我们可以通过一些早期症状来识别心脏病，主要包括：

呼吸：在一些轻微运动之后或者即使在静止的状态时，却会出现呼吸短促不正常的现象，咳嗽，有痰，这很可能是左心室的问题。

脸色：脸色灰白且发紫、表情淡漠，这是晚期心脏病患者的表现；如果脸色暗红，可能是风湿性心脏病的表现；如面色苍白，也有可能是心脏病引起的。

皮肤：当肤色呈现出深褐色或暗紫色，这很有可能是由于慢性心力衰竭、晚期肺源性心脏所引起的，正因为心脏功能的衰退，才引起皮肤缺氧，使皮肤的颜色发生了变化。

耳朵：心脏病的早期，可能会出现不同程度的耳鸣，这是由于内耳的毛细血管感到了心脏动力异常，这是耳朵得到了心脏病的先兆信号。

下肢：下肢水肿，可能是由于心脏功能下降致使静脉血回流受到阻碍的征兆。如果经常出现气喘、心悸的情况，蹲位才能够得到缓解，这也是心脏病的表现。

不少人对心脏病的早期症状认识不够，当出现胸闷、心慌等现象，应该给予高度的重视，及时到医院进行检查，防患于未然。一旦确诊，只要进行积极治疗，心脏病的治愈和缓解的概率还是很大的。

| 心脏病与肥胖

肥胖和心脏病一直以来都有着密切关系，特别是与高血压心脏病和冠状动脉粥样硬化性心脏病（简称冠心病）关系很大，那么肥胖是怎样引起心脏病的呢？

如果人体的脂肪过多，就会增加循环血液容量，因此血压就会增加，心脏负荷也会随着加重。一般肥胖者都存在脂肪代谢异常的情况，高热量的饮食引发高脂血症，从而再引起冠状动脉粥样硬化和心肌细胞脂肪沉积，心室壁增厚，心肌顺应性降低。

肥胖使人体血脂增高、血液的黏滞度增

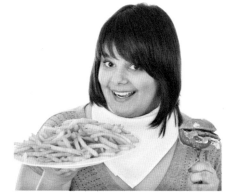

加，红细胞的携氧能力大大减弱，心肌细胞因此供氧不足。另外，肥胖者大多不喜欢运动，致使冠状动脉侧支循环减弱，心脏代偿能力下降。据研究显示，如果体重增加超过标准体重的三成，那么此后的 10 年内患心脏病的概率很大。

| 心脏病的治疗

● 适量运动

经常性适量的运动，有利于增强心脏功能，促进身体正常的代谢，尤其对促进脂肪代谢、防止动脉粥样硬化的发生有重要作用。个人可以根据自身心脏功能的强弱以及个人体力情况，选择自己适宜的运动。这样做可以帮助人体增进血液循环，提高抵抗能力和全身各脏器机能的免疫力，达到防止血栓形成的目的。但需注意的是，心脏病患者应避免剧烈的运动，活动量也不能一次过多，应以不引起症状为准。

● 心脏病患者的饮食调节

控制饮食

首先要做到的就是限制饮食的数量和种类，尽量少吃高脂肪、高胆固醇食物，如油类、肥肉类食品、动物内脏等；少吃盐，因为进食过多的盐，会增加血液容量，加重心脏负担。

多食膳食纤维

膳食纤维素主要来源于蔬菜中，如竹笋、芹菜、韭菜等蔬菜中就含有较多的膳食纤维，粮食中黄豆、燕麦的膳食纤维含量也较高。每天摄入 26 克纤维素，女性患心脏病的机率就会大大降低，同时心肌梗死的患病率也随之降低。

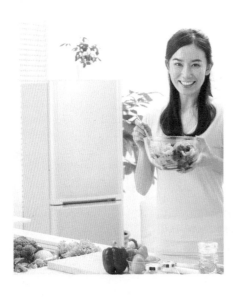

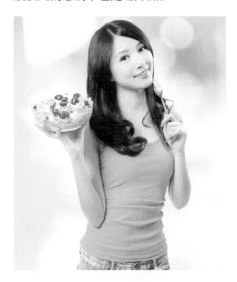

脂肪肝

| 认识脂肪肝

    脂肪肝的形成原因有多种，但其结果都是促成肝细胞内脂肪堆积而形成的病变。它是隐性肝硬化的常见原因，但它并不是一种独立的病症，一般轻微患病者并无明显症状，而重病者的病症反映情况却十分激烈。脂肪肝并非不治之症，如果发现得及时并得到有效治疗，病人是很有可能恢复健康的。

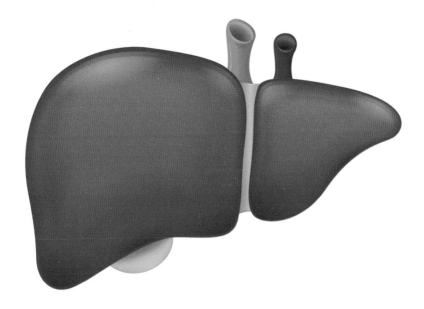

| 早发现，早治疗

    脂肪肝不是一种顽固性疾病，及早发现使病症得到及时治疗，可以使病人完全摆脱疾病的困扰。相反，如果任由疾病的发展，很可能会转化成脂肪性肝炎，严重的还可能变成肝硬化。脂肪肝在一些人中更易发生，这些人被称作脂肪肝的高危人群。其中主要包括肥胖症患者、糖尿病患者（成年型非胰岛素依赖性）、长期过量饮酒者、高脂血症病人、经常服用损肝药物的人，以及有肥胖症、糖尿病和脂肪肝家族史的人。脂肪肝初期往往病症并不明显，因此脂肪肝的高发人群应对病发的危险性有正确的意识，最好是定期（每年 1 ～ 2 次）对肝脏进行 B 超等影像学检查，做到早期发现、早治疗。

| 肥胖与脂肪肝的关系

　　引发脂肪肝的因素很多，其中肥胖是一个主要因素。据统计，平均80位脂肪肝患者中就有27位兼具肥胖症，比例高达33.8%；另外，109位肥胖兼高血脂的人中患脂肪肝就有56位，占51%。这就说明了肥胖和肥胖伴高脂血症与脂肪肝有着十分密切的关系，应该引起足够的重视。

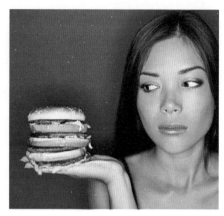

　　肥胖的人为什么会患上脂肪肝呢？最根本的原因，肥胖者体内脂肪酸会向肝内细胞转移。肝脏脂肪的正常含量大概占肝重的5%左右，肥胖者输入肝脏的脂肪及脂肪酸和肝脏中合成甘油三酯的速度超过了组成极低密度脂蛋白及泌入血液的速度时，便会出现肝中甘油三酯堆积，如果超重达到10%，就形成了脂肪肝。与此相同，可以理解为什么肥胖兼具高脂血症的人，会增高脂肪肝的发病率。所以当自己体重超重并且伴有高血脂时，一旦出现腹胀、纳差、恶心、呕吐等症状，应及时到医院作进一步检查。

| 脂肪肝的保健按摩

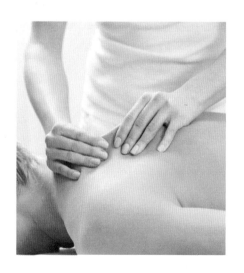

　　按足三里穴：以拇指或食指按压双侧足三里穴。指端附着皮肤不动，由轻渐重，连续均匀地用力按压。此法有舒肝理气、通经止痛、强身定神的作用。

　　捏大椎穴：找个舒服的地方坐下，头略向前倾，拇指和食指相对用力，捏起大椎穴处皮肤，作间断捏揉动作。此法能疏通经络、祛风散寒、扶正祛邪。

　　掐内关、外关穴：以一手拇指、食指相对分别按压内关、外关穴位，用力均匀，持续5分钟，使局部有酸重感，有时可向指端放射。此法能通经脉、调血气。

| 脂肪肝的饮食调节

肝脏每天处理着人体的各种代谢，蛋白质、脂肪、碳水化合物等都与肝脏密切相关，它们的摄入对脂肪肝的调养情况有很大的影响，因此肝病患者的饮食调节至关重要。合理饮食是脂肪肝治疗的基础。脂肪肝患者合理的饮食搭配，应做到低脂肪、适量碳水化合物、高蛋白、富含维生素、微量元素及各种氨基酸。最大限度地控制总热量，减轻体重，控制血糖，使脂肪减少在肝细胞内部沉积的概率。瘦肉、鱼类、蛋清及新鲜蔬菜等

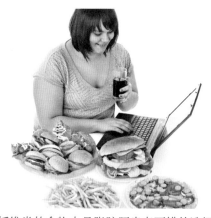

富含亲脂性物质，可以帮助肝内脂肪减少；高纤维类的食物也是脂肪肝患者不错的选择，它可以增加饱腹感、降低血糖，如米麸、粗麦粉、糙米、硬果、豆类、香菇、海带、木耳、鸭梨、魔芋等。

● 合理饮水

成人每日饮水的标准为 2000 毫升，老年人为 1500 毫升，肥胖者需2200～2700毫升，饮用水最好选择白开水、矿泉水、纯净水及茶水等，不可用饮料、牛奶、咖啡等代替。肥胖型脂肪肝患者，在饭前 20 分钟喝水，会产生饱胀感，可以使食欲降低，减少进食量，有助于减肥。

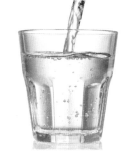

● 三大营养素的合理搭配

脂肪肝患者的膳食搭配原则为：增加蛋白质摄入，控制脂肪摄入，糖类适量。脂肪的摄入应以低脂为宜，并以植物脂肪为首选，多吃单不饱和脂肪酸（如橄榄油、茶油、菜籽油等），少吃饱和脂肪酸（如猪油、牛油、黄油、羊油、奶油等）；减少胆固醇的摄入，如动物内脏、蛋黄、脑髓、鱼卵、鱿鱼等；糖类，应选低糖食物。

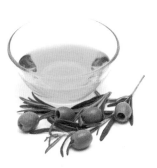

● 规律三餐、改掉不良习惯

长期过量饮酒是脂肪肝的病因之一。饮食不规律，暴饮暴食、吃零食、吃夜宵都会引起身体内脂肪过度增生，因此应尽量避免。饮食方式不规律、不吃早餐、三餐不定时都为肥胖和脂肪肝的发病提供条件。

● 预防脂肪肝的几种食品

1 燕麦

可降低血清、胆固酸和甘油三酯。

2 海带

可降低胆固醇，抑制胆固醇的吸收，促进其排出体外。

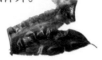

3 玉米

富含钙、卵磷脂、维E等，有降低胆固醇的作用。

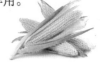

4 地瓜

中和因食肉和蛋过多产生的酸，维护酸碱平衡。

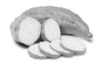

5 大蒜

可降低胆固醇，阻止血栓形成。

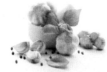

6 苹果

可帮助排出体内多余的盐分，使血压正常。

7 牛奶

可抑制人体内胆固醇活性，减少胆固醇的吸收。

8 洋葱

有杀菌功能，还可降低血脂，防止血栓的形成。

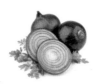